VEGAN FÜR ANFÄNGER

Leckere Vegane Meal Prep Rezepte! Gesunde Ernährung –
Praktisch & Bewusst Für Ein Leben Voller Energie

(Rezepte Für Anfänger Zum Nachkochen in Wenigen Minuten)

David Winkel

Herausgegeben von Alex Howard

© **David Winkel**

All Rights Reserved

Vegan Für Anfänger: Leckere Vegane Meal Prep Rezepte! Gesunde Ernährung – Praktisch & Bewusst Für Ein Leben Voller Energie (Rezepte Für Anfänger Zum Nachkochen in Wenigen Minuten)

ISBN 978-1-77485-054-1

Dieses Dokument zielt darauf ab, genaue und zuverlässige Informationen zu dem behandelten Thema und Themen bereitzustellen. Die Publikation wird mit dem Gedanken verkauft, dass der Verlag keine buchhalterischen, behördlich zugelassenen oder anderweitig qualifizierten Dienstleistungen erbringen muss. Wenn rechtliche oder berufliche Beratung erforderlich ist, sollte eine in diesem Beruf praktizierte Person bestellt werden.

- Aus einer Grundsatzerklärung, die von einem Ausschuss der American Bar Association und einem Ausschuss der Verlage und Verbände gleichermaßen angenommen und gebilligt wurde.

Es ist in keiner Weise legal, Teile dieses Dokuments in elektronischer Form oder in gedruckter Form zu reproduzieren, zu vervielfältigen oder zu übertragen. Das Aufzeichnen dieser Veröffentlichung ist strengstens untersagt und jegliche Speicherung dieses Dokuments ist nur mit schriftlicher Genehmigung des Herausgebers gestattet. Alle Rechte vorbehalten.

Die hierin bereitgestellten Informationen sind wahrheitsgemäß und konsistent, da jede Haftung in Bezug auf Unachtsamkeit oder auf andere Weise durch die Verwendung oder den Missbrauch von Richtlinien, Prozessen oder Anweisungen, die darin enthalten sind, in der alleinigen und vollständigen Verantwortung des Lesers des Empfängers liegt. In keinem Fall wird dem Verlag eine rechtliche Verantwortung oder Schuld für

INHALTSVERZEICHNIS

Kapitel 1: Ist eine vegane Ernährung gesund?

So, wie die meisten Ernährungsformen, hat auch der Veganismus seine Vor-und Nachteile. Ein großes Problem ist, dass die vegane Ernährungsform bis jetzt wenig erforscht wurde. Was man weiß ist, dass der Verzicht auf tierische Produkte nicht schädigt, sofern man weiterhin auf eine ausgewogene Ernährung achtet. Nur da ist auch die Schwierigkeit. Die Ernährung ausgewogen zu halten ist beim Veganismus die größte Herausforderung. Veganer glänzen zwar mit prächtigen Werten von Beta-Carotin, Folsäure oder Vitamin C. Da haben sie meistens bessere Werte als Andere, doch bei Kalzium, Eisen und einige Fettsäuren werden immer wieder Defizite festgestellt. Wobei man sagen muss, dass man den Bedarf auch mit pflanzlichen Mitteln decken könnte. Auch auf Vitamin D muss man verstärkt achten. Dieses Vitamin hilft bei der Aufnahme von den anderen Vitaminen und Mineralien. Die meisten Veganer leben gesünder, als die Durchschnittsbevölkerung, selbst, wenn Mängel vorhanden sind. Das liegt oft daran, dass auch auf Alkohol und Zigaretten verzichtet wird, bzw. sie allgemein eine gesündere Lebensweise haben und so müssen sie weniger schlechte Einflüsse kompensieren. Die größte Gefahr liegt in der Unterversorgung von

Vitamin B12. Vitamin B 12 braucht man für die Zellteilung, Blutbildung und für die Funktion des Nervensystems. Dieses Vitamin befindet sich vorwiegend in tierischen Lebensmitteln, was die Aufnahme beim Veganismus stark erschwert. Noch dazu erkennt man einen Mangel erst nach drei bis fünf Jahren, da erst der körpereigene Speicher verbraucht wird. Eine Unterversorgung von Vitamin B12 kann zu neurologischen Schäden führen, die in manchen Fällen bleiben.

Wenn man dauerhaft vegan leben möchte, dann sollte man kleine Schritte machen. So kann sich der Körper und die Psyche besser darauf einstellen. Bei einer radikalen Veränderung ist die Rückfälligkeit zur gewohnten Ernährung wahrscheinlicher. Beachtet man die Risiken der Unterversorgung und bessert diese mit Präparaten aus, ist die vegane Ernährungsweise gesundheitsförderlich. Gerade Übergewichtige, Rheumaerkrankte oder Menschen mit Typ2-Diabetes können von einer veganen Ernährung profitieren. Wichtig ist, dass man vor Beginn einer veganen Ernährung sich informiert, vor allem über Nahrungsergänzungsmittel und sich mit dem Umstellungsprozess Zeit nimmt.

Was muss ich bei der veganen Ernährung beachten?

Wie bei jeder Ernährungsform gibt es Regeln, die man beachten sollte. Gerade beim Veganismus ist der Fokus auf eine ausgewogene Ernährung sehr wichtig, da sonst schnell eine Unterversorgung entstehen kann. Für Jemand, der sich vorher "gewöhnlich" ernährte, stellt die Umstellung eine große Herausforderung dar. Besonders wichtig ist, dass man nicht zu einem Junk-Food Veganer wird, der alles isst, Hauptsache es ist vegan. Man sollte wirklich auf gesunde und ausgewogene Ernährung achten. Als erstes sollte man sich über mögliche Defizite bei Vitaminen und Mineralien informieren. Ganz oben steht Vitamin B12. Da Vitamin B12 in fast keinen Pflanzen enthalten ist, muss man bei der veganen Ernährung den Bedarf durch die Einnahme von Supplementen (Nahrungsergänzungsmittel) decken. In den Pflanzen, in denen Vitamin B12 ist, ist noch nicht geklärt, wie man es wirklich aufnehmen kann. Daher ist die Einnahme ausschließlich durch pflanzliche Nahrung zu riskant. Man braucht 3 µg pro Tag, um seinen Bedarf an Vitamin B12 abzudecken. Da es sich um ein Speichervitamin handelt, muss man es nicht täglich einnehmen. Von der Vegan Society wird daher empfohlen, zwei- bis dreimal täglich mit Vitamin B12 angereicherte Lebensmittel zu essen, einmal täglich ein Vitamin B12-Supplement mit mindestens 10 µg einzunehmen oder einmal wöchentlich ein Supplement mit 2000 uµ einzunehmen. Eine Überdosis wäre nicht gefährlich. Es gibt auch Zahnpasta, mit der man Vitamin B12 aufnehmen kann. Ebenfalls wichtig ist ein gesunder Omega-3-Haushalt. Die Omega-3-Fettsäuren (EPA/DHA) finden sich vor allem im Fisch wieder. Also muss auch hier eine

Umstellung stattfinden. Den Bedarf kann man mit verschiedenen Ölen decken. Vor allem in Leinöl, Walnussöl, Chiaöl und Hanföl sind Omega-3-Fettsäuren enthalten. Man kann auch Leinsamen, Walnüsse oder Chiasamen in seinem Essen integrieren. Diese Lebensmittel sollten generell sehr oft im Speiseplan auftauchen, da Omega-3-Fettsäuren unheimlich wichtig sind.

Eisenmangel entsteht eher selten. Sollte doch ein niedriger Eisenspiegel vorhanden sein, sind Hülsenfrüchte ein guter Eisenträger. Auch Brennnesseln eignen sich sehr gut, sowie Rote Beete. Eisen nimmt man am besten mit Vitamin C in Verbindung auf. Gerade Frauen sollten verstärkt auf ihren Eisenstand achten. In Zeiten der Periode ist es zu empfehlen, Lebensmittel mit Eisen verstärkt zu essen. Bei Zink ist es ähnlich, wie bei Eisen. Ein Mangel ist eher selten, dennoch kann er entstehen. Die besten Quellen für Zink sind Hülsenfrüchte, Haferflocken, Sojaprodukte, Nüsse, Sesam und Kürbiskerne. Auch diese Lebensmittel sollten täglich gegessen werden. Da Calcium vorwiegend in Milchprodukten zu finden ist, die bei der veganen Ernährung ausfallen, muss auch hier verstärkt hingeschaut werden. Calcium ist wichtig für gesunde Knochen und Zähne, außerdem kümmert es sich um die Blutgefäße und einen geregelten Blutdruck. Ein Calciummangel hätte demnach starke Folgen. Es gibt aber auch pflanzliche Lebensmittel mit denen man den Calciumbestand versorgen kann. Folgende Lebensmittel enthalten viel Calcium:

Sesamsamen, Mandeln, Nüsse, dunkelgrünes Blattgemüse, Tofu, mit Calcium angereicherte Milchalternativen (bspw. Reisdrink, Dinkeldrink, etc.). Eine Proteinunterversorgung muss man nicht befürchten. Zwar ist der Proteingehalt in Gemüse geringer, aber da man in der veganen Ernährung wesentlich mehr Gemüse isst, gleicht sich der Proteinanteil aus. Möchte man dennoch was für seine Proteinversorgung tun, helfen Hülsenfrüchte, Getreide und alle Arten von Nüssen. Als Sportler braucht man grundsätzlich mehr Proteine. In diesem Fall kann man zu einem pflanzlichen Proteinpulver greifen, welches aus Reis, Erbsen, Hanf oder Lupine besteht. Vitamin D Mangel betrifft nahezu alle, ganz gleich welche Ernährungsform. Da Vitamin D besonders wichtig für die Aufnahme von Spurenelementen und andere Vitamine ist, sollte man einen Mangel dringend vermeiden. Ein sehr guter Vitamin D Träger sind Pilze. Die Pilze sollten sonnengetrocknet sein. Man kann die Pilze auch frisch kaufen und selbst sonnentrocknen, nach bereits zwei Tagen Sonne enthalten die Pilze eine beachtliche Menge von Vitamin D. Man kann auch zu Vitamin D Präparaten greifen. Bevor man dies tut, sollte man einen Bluttest machen und den Vitamin D Gehalt testen lassen. Soja ist in der veganen Welt nicht wegzudenken. Dennoch gibt es einige Studien, die belegen wollen, es sei nicht gut. Es gibt aber ebenso viele, die das Gegenteil beweisen. Allerdings beziehen sich fast alle Studien auf die konzentrierte Form von Soja, nur nimmt der Veganer Soja meist als einen Trink oder in Tofu auf. Studien mit Tofu essenden Menschen gab es bis jetzt selten. Diese Wenigen konnten aber nichts Negatives feststellen. Soja-Produkte sind wichtig für Veganer und sollten weiterhin verspeist werden.

Kapitel 2: Ist diese Ernährung für jeden geeignet?

Zum einen kann man sagen, dass die vegane Ernährung für jeden geeignet ist. Zum anderen gibt es Gruppen, bei denen es viel Kritik und Risiken gibt. Nach der DGE (Deutsche Gesellschaft für Ernährung) wird die vegane Ernährung für Schwangere, Stillende und Kinder nicht empfohlen. Gerade für Kinder unter drei Jahren gibt es eine erhöhte Gefahr an Eisenmangel zu erleiden. Das würde zu Entwicklungsstörungen des Nervensystems führen. In der Schwangerschaft benötigt die werdende Mutter wesentlich mehr Energie, Eiweiß, Vitamin B2 und B12. Da gerade die Gefahr einer Unterversorgung von Vitamin B12 bei Veganern sehr hoch ist, sollten Schwangere von einer veganen Ernährung absehen. Ein B12 Mangel während der Schwangerschaft kann zu Schädigungen im Nervensystem des Kindes führen und teilweise sogar zu Fehlgeburten. Auch im Säuglings- und Kindesalter ist das Vitamin sehr wichtig. Kinder im Wachstumsalter brauchen von allen Nährstoffen sehr viel mehr als Erwachsene, allein deswegen wird von einer veganen Ernährung abgeraten.
Sportler müssen sich nicht so große Sorgen machen. Alles was sie mehr brauchen, können sie auch durch pflanzliche Lebensmittel oder (falls gewünscht) Präparaten aufnehmen. Kranke oder ältere Menschen, die einen erhöhten Nährstoffbedarf haben, sollten die

vegane Ernährung ablehnen. Bei ihnen wäre der Aufwand eines ausgewogenen Nährstoffbedarfes so hoch, dass er nur sehr schwer im Alltag zu integrieren wäre.

Abnehmen mit veganer Ernährung
Möchte man vegan abnehmen, muss man mehr Energie verbrauchen. Wie hoch der Energieverbrauch bei jemandem ist, hängt von Körpergewicht, Größe, Alter und Geschlecht ab. Im Internet findet man zahlreiche Listen dazu. Sport ist somit ein wichtiger Bestandteil, aber man muss nicht jeden Tag 20 Minuten Sport machen. Man kann auch Treppen anstatt Aufzüge nutzen, oder mit dem Fahrrad fahren anstatt mit dem Auto. Man kann also den Energieverbrauch auch durch kleinere Tätigkeiten steigern. Bei der Ernährung hilft das Führen eines Ernährungstagebuches, um herauszufinden, von was man weniger Essen sollte und von was mehr. Gerade als Veganer sollte man nicht hungern und weniger Essen. Wie auch bei jeder anderen Ernährungsform, ist der Verzicht auf Fertigprodukte zu empfehlen. Auch bei den Kohlenhydraten sollte man einen genauen Blick darauf werfen. Man muss nicht vollständig darauf verzichten, aber darauf achten, welche man zu sich nimmt. Zum Beispiel, wenn man sich nur von Weißbrot ernährt, wird man eher zu- als abnehmen. Dagegen sind Lebensmittel aus Getreideflocken, Kleie oder Vollkorn wesentlich besser. Wie schon erwähnt, eignen sich auch Getreidealternativen, wie Kartoffeln sehr gut

für die Kohlenhydrataufnahme. Denn für diese Lebensmittel braucht man mehr Zeit zum Verdauen und der Blutzuckerspiegel steigt nicht so stark an.

Wie bei den Kohlenhydraten, kommt es auch bei den Fetten auf die Sorte an. Ein konsequenter Verzicht ist nicht nötig und wäre höchst ungesund. Man sollte für seine Essen immer gute Fette gebrauchen. Zum Beispiel enthalten Bananen, Avocados, Nüsse, Samen und Kerne gesunde Fette. Zu empfehlen ist auch natives   Olivenöl.

Auch der sogenannte Cheat-Day kann eine Falle sein. Es ist klüger, sich immer mal wieder etwas zu gönnen. Am besten macht man sich seine Snacks selber, um selbst bestimmen zu können, wie viel Zucker man aufnimmt. Ein weiterer Faktor ist Trinken. Man sollte immer so viel trinken, dass man nie Durst hat. Am besten ist Leitungswasser geeignet. Das Leitungswasser in Deutschland kann man bedenkenlos trinken. Man sollte auf süße Getränke (auch Schorlen) verzichten. Denn sie haben viel Zucker und bringen unnötige Energie mit. Ist einem das Leitungswasser zu langweilig, kann man es mit Gurke, Ingwer, Zitrone oder Kräutern aufpeppen. Auch Beeren, wie Erdbeeren oder Himbeeren lassen das Wasser sehr gut schmecken.

SCHOKOLADEN-HASELNUSS AUFSTRICH

Portionen: 8 VORBEREITUNG: **10 MINUTEN** – ZUBEREITUNG: **12 MINUTEN** Proteinreich

Luftdicht verpackt hält der Aufstrich im Kühlschrank bis zu 5 Tage und im Gefrierer sogar bis zu 60 Tage.

150°C Backen

- 2 Tassen Haselnüsse
- 1-2 EL Kakaopulver
- 1 TL Stevia
- ½ TL Vanilleextrakt
- ¼ Tassen Wasser
- ½ TL gemahlener Kaffee

1)

1) Ofen auf 150°C vorheizen und Backblech mit Backpapier auslegen

2) Haselnüsse für 12 Minuten backen

3) Alle Zutaten in einem Mixer oder Küchenmaschine geben.

4) Gut vermixen und bei Bedarf Wasser dazugeben

5) Lagern oder für ein anderes Rezept verwenden

Kalorien: 239; **Fett:** 21g; **Kohlenhydrate:** 7g; **Ballaststoffe:** 5g; **Protein:** 6g

HUMMUS MIT FLADENBROT

Nährwerte: Kalorien: 550,4 kcal, Eiweiß: 15,6 Gramm, Fett: 24,8 Gramm, Kohlenhydrate: 62,4 Gramm

Für eine Portion benötigst du:
100 Gramm Kichererbsen, küchenfertig
1 EL Tahini-Paste
1 Knoblauchzehe
Saft einer halben Zitrone
20 ml Apfelsaft
Salz und Pfeffer
1 EL Koriander, grob gehackt
2 EL Olivenöl
1 Prise Chilipulver
1 kleines Fladenbrot

So bereitest du dieses Gericht zu:
Alle Zutaten außer dem Fladenbrot in den Mixer geben und zu einer glatten und geschmeidigen Creme verarbeiten. Nach Bedarf abschmecken und zusammen mit dem Fladenbrot anrichten.

CARPACCIO MIT MANGO UND PFIRSICH

Nährwerte:

- Kalorien: 144,3 kcal
- Eiweiß: 1,8 Gramm
- Fett: 5,8 Gramm
- Kohlenhydrate: 20,3 Gramm

Für eine Portion benötigst du:

- 1/2 feste Mango
- 1 Pfirsich
- 1/2 rote Zwiebel
- 1 Messerspitze Ingwer fein
- 1/2 Chili rot gehackt
- Saft einer halben Limette
- 1 TL helle Sojasauce
- 1 TL Kokosöl

So bereitest du dieses Gericht zu:

Ingwer, Chili, Limettensaft, Sojasauce und Kokosöl zu einer Marinade rühren. Mango und Pfirsich in sehr dünne Scheiben schneiden und auf einem Teller verteilen. Die Zwiebel in Ringe schneiden, auf den Früchten verteilen und mit dem Dressing beträufeln.

PILZRISOTTO

Für: 4 Personen
Schwierigkeitsgrad: einfach
Dauer: 25 Minuten Gesamtzeit

Zutaten

1 Prise Salz
1 Prise Pfeffer
1 Stk Knoblauchzehe
1 EL gehackte Petersilie
1 Stk rote Zwiebel
150 ml Weißwein
300 g Risottoreis
350 ml Gemüsesuppe
2 EL Olivenöl
250 g Pilze nach Wahl
1 Stg Lauch (geschnitten)

Zubereitung

Ungelochte Garschale hernehmen und sowohl den Risottoreis, die Gemüsesuppe als auch den Weißwein hineinfüllen und für ca. 16 Minuten bei 100 Grad garen. Zwiebel hacken, Pilze fein blättrig schneiden. Petersilie, Lauch in eine Pfanne geben und mit etwas Olivenöl andünsten. Knoblauch pressen und dazu geben. Pilze und Zwiebel mitdünsten.

Pilzmischung unter das Risotto rühren und alles weitere 4 Minuten garen. Bei Bedarf noch etwas Gemüsesuppe hinzufügen.

Zum Schluss das Risotto mit Salz und Pfeffer abschmecken.

1.2 PORRIDGE MIT HAFERMILCH

Für 1 Portion
Zubereitungszeit: ca. 20 Minuten
Schwierigkeitsgrad: leicht

Zutaten:
Für das Grundrezept:
60 Gramm Haferflocken
100 Milliliter Hafermilch
150 Milliliter Wasser

Zubereitung:
1. Übergieße die Haferflocken mit dem kochenden Wasser und lasse sie quellen.
2. Anschließend die Hafermilch dazugeben und etwa 10 Minuten köcheln lassen. Porridge kannst du noch mit geriebenen Äpfeln, Rosinen, Bananen, Zimt oder Datteln bereichern.

HIRSEBREI

Ergibt 2 Portionen

Fertig in: 45min   Schwierigkeit: leicht

200g Hirse
beliebige Früchte
2 EL Kokosraspeln

2 EL gehackte Mandeln
4 Tassen Wasser
Salz und Pfeffer

LOS GEHT´S

1. Hirse waschen und etwa. 40 Minuten kochen lassen.

2. Alle Früchte waschen und in kleine Stücke schneiden.

3. Früchte, Mandeln, Kokosraspeln, Salz und Pfeffer zu der Hirse geben und gut vermischen.

4. Servieren und genießen.

CHUTNEY MIT MANGO UND PAPAYA

Ein fruchtiges Chutney, welches die Geschmäcker der Mango und der Papaya miteinander kombiniert und die Sinne in die Ferne nach Jamaika führt.

Schwierigkeitsgrad: leicht
Portionen: 2
Zubereitungsdauer: 15 Minuten
Ruhezeit: 120 Minuten

ZUTATEN

1 Teelöffel Limettensaft
⅛ Chilischote, rot
½ Frühlingszwiebel
½ Mango, sehr reif
½ Nektarine
½ Papaya, sehr reif

Öl

Salz

Pfeffer

ZUBEREITUNG

Zunächst die Mango, die Nektarine sowie die Papaya häuten und das Fruchtfleisch jeweils in kleine Stücke schneiden. Die Enden der Frühlingzwiebel entfernen, die Frühlingszwiebel selbst in dünne Scheiben schneiden. Die Chilischote hingegenfeinzerhacken.

Das Fruchtfleisch, die Frühlingszwiebelscheiben, die gehackte Chilischote sowie Limettensaft, Salz, Pfeffer und Öl ordentlich miteinander mischen und in einem Topf kochen lassen bis die Zutaten eine sehr weiche Konsistenz erhalten und eine einheitlicheMassebilden.

Diese dann aus dem Topf nehmen, in Schraubgläser umfüllen, gut verschließen und im Kühlschrank kalt stellen.

TIPP: Das Chutney hält sich im Kühlschrank gelagert problemlos rund 4 Wochen lang.

PFANNKUCHEN MIT APFEL UND HAFERFLOCKEN

Dieser vegane Pfannkuchen benötigt nur vier Zutaten und sorgt für ein schnelles und gesundes Frühstück.

Zutaten für 2 Portionen:

150 Gramm Haferflocken (glutenfrei möglich)
1 tl Backpulver
150 Gramm Apfelmus (Alternative: geriebene Äpfel)
200 ml Hafermilch oder Mandelmilch
Öl für die Pfanne (optional)

Zubereitung:

1. Vermische alle Zutaten bis auf das Öl sehr gründlich.

2. Backe die Pfannkuchen nun in einer möglichst guten Pfanne in kleinen Portionen aus.

DINKELVOLLKORNBROT MIT TOFU-AUFSTRICH

Zubereitungszeit: 15 Minuten
2 Portionen

Zutaten:
4 Scheiben Dinkelvollkornbrot
200 g Tofu pur
1 kleine Karotte
1 kleine Zucchini
120 ml Wasser
1 EL Rapsöl
2 TL Sojasoße
½ TL Kurkuma
Salz

Zubereitung:
Tofu abgießen und mit den Fingern zerbröseln. In eine große Schüssel geben und mit dem Wasser, der Sojasoße, etwas Kurkuma sowie einer Prise Salz verrühren. Zur Seite stellen und 5 Minuten einziehen lassen.
In der Zwischenzeit die Karotte waschen, schälen und mit einer Reibe fein raspeln. Zucchini waschen und ebenfalls raspeln. Gemüse zur Tofumischung geben und miteinander vermengen.
Rapsöl in einer Pfanne erhitzen. Tofumischung bei mittlerer Temperatur für 4-5 Minuten abraten. Der

Tofu ist fertig, wenn er beginnt zu duften und eine goldbraune Farbe angenommen hat.

Jeweils 2 Scheiben Dinkelbrot auf einem Teller anrichten und die Tofumischung gleichmäßig auf dem Brot verteilen. Wer Dinkel nicht verträgt, kann auch auf eine glutenfreie Brotvariante zurückgreifen.

Lauwarm zum Frühstück servieren oder ein wenig abkühlen lassen und mitnehmen.

BUCHWEIZEN PANCAKES

Kalorien: 489 kcal | Eiweiß: 5,3 g | Fett: 7,7 g | Kohlenhydrate: 96,5 g

Zubereitungszeit: 15 Minuten

Zutaten für eine Portion:

100 Gramm Buchweizenmehl | 1 EL Maismehl | 1/2 TL Weinstein Backpulver | 120 ml Mandelmilch | 2 EL Sodawasser | 1 EL Kokosöl| eine Messerspitze Vanillezucker | 1 EL Sesamöl | 1 EL Ahornsirup

Zubereitung:

Das Buchweizenmehl mit dem Maismehl, dem Backpulver, der Mandelmilch, dem Sodawasser, dem Kokosöl und dem Vanillezucker zu einem dickflüssigen Teig verrühren. Für 5 Minuten stehen lassen. Die Pancakes im heißen Sesamöl bei mittlerer Hitze für eine Minute je Seite braten. Zum Anrichten mit dem Ahornsirup übergießen.

RADIESCHEN SALAT

2 Portionen
Für den Salat
300 gr Radieschen

Für das Topping
150 gr weiße Riesenbohnen (gekocht)
2 EL Sonnenblumenkerne
1 EL Walnüsse

Für die Vinaigrette
5 EL Olivenöl
½ Schalotte
2 ½ EL Rotweinessig
1 TL Senf
½ TL Meersalz
¼ TL schwarzer Pfeffer

Befreien Sie zuerst die Radieschen vom Grün und waschen Sie dann beides gut. Danach hobeln Sie die Radieschen fein.
Rösten Sie die Walnuss- und Sonnenblumenkerne in einer heißen Pfanne für etwa 3 Minuten ohne Öl an. Rühren Sie dabei gelegentlich um.
Dann bereiten Sie die Vinaigrette zu. Hierfür würfeln Sie die Schalotte fein und vermengen Sie dann mit den restlichen Zutaten. Alles verrühren, bis die Vinaigrette schön glatt ist.

Nun werden die gehobelten Radieschen, die Bohnen, das Radieschengrün sowie die Vinaigrette miteinander vermengt und mit den gerösteten Kernen getoppt. Den Salat servieren Sie am besten sofort.

PORRIDGE AUS AMARANTH

Zubereitungszeit: **5 Minuten**

Portionen: **1**

Zutaten:
- 7 g Backkakao
- 1 reife Banane
- 200 ml Wasser
- 30 g Amaranth
- 20 g Leinsamen
- 20 g Chiasamen
- 100 g Waldbeeren

Zubereitung:

Alle trockenen Zutaten in eine Schüssel geben und vermischen.

Dann mit kochendem Wasser übergießen, umrühren und für 5 Minuten ruhrne lassen.

Die Waldbeeren in einem Topf kurz erhitzen und über das Porridge verteilen.

Banane schälen, in Scheiben schneiden und das porridge damit toppen.

KORIANDER CHUTNEY

Portionen: 6 - VORBEREITUNG: **5 MINUTEN** – ZUBEREITUNG: **10 MINUTEN**

Wenn Ihnen das Chutney zu bitter ist, kühlen Sie es ein Tag lang

- 1 kleine Zwiebel, grob gehackt
- 60g Korianderblätter, gespült und gehackt
- Saft von einer Limette
- ¼ TL gemahlener roter Pfeffer
- ½ TL Salz
- ¼ TL gemahlener schwarzer Pfeffer
- ¾ TL Zucker

1) In einer mittelgroßen Pfanne Wasser zum Kochen bringen.
2) Kartoffeln und Karotten in das kochende Wasser geben und 15 Minuten kochen lassen.
3) Aus dem Wasser nehmen und zusammen mit den anderen Zutaten vermixen, bis eine dicke cremige Sauce entsteht.
4) Sofort servieren oder im Kühlschrank, bis zu 2 Wochen aufbewahren.

Kalorien: 15; **Fett:** 1g; **Kohlenhydrate:** 1g; **Ballaststoffe:** 1g; **Protein:** 0g

ROTKOHL-SALAT

Nährwerte: Kalorien: 180,9 kcal, Eiweiß: 3 Gramm, Fett: 9 Gramm,

Kohlenhydrate: 20,7 Gramm

Für eine Portion benötigst du:
60 Gramm Rotkohl, gehobelt
1/2 rote Zwiebel in Streifen
1/4 Möhre, geraspelt
1/4 Birne, gewürfelt
1 Feige, geviertelt
Salz und Pfeffer
2 EL Soja-Joghurt
1 EL Zitronensaft
1 EL Walnussöl
1 EL Petersilie, gehackt
1 Prise Zimt

So bereitest du dieses Gericht zu:
Obst und Gemüse in eine Schüssel geben und vermengen. Aus den restlichen Zutaten ein Dressing rühren und den Salat damit marinieren. Für 15 Minuten ziehen lassen und anrichten.

ROTE BETE CARPACCIO

Nährwerte:

- Kalorien: 270,9 kcal
- Eiweiß: 5,4 Gramm
- Fett: 20,8 Gramm
- Kohlenhydrate: 13,6 Gramm

Für eine Portion benötigst du:

- 1 rote Bete gekocht
- Salz und Pfeffer
- 1 EL Walnüsse gehackt und geröstet
- 1 TL Meerrettich fein gerieben
- 1/4 Paprika gelb
- 1 EL Kresse
- 1 EL Walnussöl
- 1 EL Himbeer-Essig

So bereitest du dieses Gericht zu:

Die Rote Bete in dünne Scheiben schneiden und damit einen Teller belegen. Salzen und pfeffern und die gehackten Nüsse darauf verteilen. Paprika in Würfel schneiden und zusammen mit dem Meerrettich und der Kresse ebenfalls auf den Roten Beten verteilen. Mit Walnussöl und Himbeer-Essig beträufeln.

VEGANER MILCHREIS

Für: 4 Personen
Schwierigkeitsgrad: einfach
Dauer: 20 Minuten Gesamtzeit

Zutaten

1000g Reismilch
50g Rohrzucker
1Prise Salz
230g Milchreis

Zubereitung

Reismilch mit Rohrzucker und einer Prise Salz aufkochen.
Milchreis dazu geben und laut Packungsanleitung kochen.
In Schalen füllen und nach Geschmack mit Zimt bestreuen oder mit frischen Früchten servieren.

MAROKKANISCHES OFENGEMÜSE MIT BULGUR

Für 4 Portionen
Zubereitungszeit: 90 Minuten
Schwierigkeitsgrad: leicht

Zutaten:
500 Gramm geschälte und in grobe Stücke geschnittene Möhren
500 Gramm junge Kartoffeln, gewaschen und längs halbiert
4 Kochzwiebeln, geschält und geviertelt
1 Dose 400 Gramm Kichererbsen, Flüssigkeit abgegossen
100 Gramm Bulgur
Petersilie

Für die Würzmischung
1 Teelöffel Koriander, gemahlen
1 Esslöffel Kreuzkümmel, gemahlen
1 Teelöffel Paprika Edelsüß
1 Teelöffel Zimt
1 Messerspitze Piment gemahlen
4 Esslöffel Olivenöl
2 Esslöffel Rotweinessig
Meersalz und gemahlener Pfeffer

Für die Sauce
300 Gramm Sojajoghurt
2 Teelöffel geriebene Zitronenschale

2 Esslöffel Zitronensaft
Frische Minze
Meersalz und gemahlener Pfeffer

Zubereitung:
1. Gewürzmischung bereiten.
2. Gemüse auf einem mit Backpapier ausgelegten Backblech verteilen. Gewürzmischung darübergeben. Gemüse bei 200 Grad Ober- und Unterhitze 25 Minuten rösten.
3. Danach das Gemüse umdrehen und weitere 25 Minuten rösten.
4. Bulgur mit doppelt soviel Wasser nach Packungsanleitung kochen. Wasser abgießen.
5. Alle Zutaten für die Sauce vermischen. Gemüse aus dem Ofen nehmen, mit dem Bulgur vermischen und eventuell etwas Olivenöl dazugeben.

HUMMUS

Ergibt 4 Portionen

Fertig in: 15min   **Schwierigkeit: leicht**

350g Kirchererbsen
2 EL Sesampaste
1 Zitrone
1 TL Currypulver
½ Bund Petersilie

½ TLCumin
3 EL Pflanzenöl
1 Knoblauchzehe
Pfeffer und Salz

LOS GEHT´S

1. Die Kichererbsen auf ein Sieb legen und die Flüssigkeit in eine andere Schüssel geben.
2. Den Knoblauch schälen, klein hacken und zu den Kichererbsen legen.
3. Sesampaste, Öl, Salz, Pfeffer, Cumin und Currypulver hinzugeben und mit einem Pürierstab zu einer glatten Masse pürieren.
4. Danach die Zitrone auspressen und den Saft hinzugeben und nochmals mixen.
5. Die Flüssigkeit der Kichererbsen wird nur benötigt, wenn der Humus zu dickflüssig ist.
6. Benötigte Menge einfach hinzugeben und nochmal gründlich mixen.

7. Servieren und genießen.

OBAZDA

In Bayern ist Obazda eines der beliebtesten Aufstriche auf Baguette oder auch auf Brezen – allerdings durch die Verwendung des Käses nicht vegan. In diesem Rezept geht es auch anders... Obazda aus Tofu, simpel und vor allem lecker!

SCHWIERIGKEITSGRAD: LEICHT

Portionen:		**2**
Zubereitungsdauer:	15	**Minuten**

ZUTATEN

100 g Margarine
400 g Räuchertofu
100 Milliliter Sojamilch
2 Esslöffel Hefeflocken
1 Bund Schnittlauch
2 Messerspitzen Senf
Kümmelpulver

Salz

Paprikapulver

Pfeffer

ZUBEREITUNG

Zunächst den Tofu in grobe Stücke schneiden und diese dann in eine Schüssel geben.

Die Hefeflocken, die Margarine und die Sojamilch hinzugeben und mit einem Pürierstab zu einer homogenen   Masse   verarbeiten.

Sollte der Obazda dabei zu dick werden so kann ein wenig mehr Sojamilch beigemengt werden bis sich die optimale Konsistenz ergibt.
Den Aufstrich dann mit den Gewürzen und dem Senf ordentlich würzen.
Den Schnittlauch abschließend in feine Röllchen schneiden und unter den Obazda rühren.

RÜHREI NUR OHNE EI

Das gute alte Rührei vermissen manche zu Beginn ihres Lebens als Veganer. Zum Glück gibt es leckeren und gesunden Ersatz für den Start in den Tag.

Zutaten:

100 Gramm Tofu Natur

Ca ½ Zwiebel

Salz, Pfeffer, Schnittlauch und etwas Kurkuma

Einen Schuss Mineralwasser

Zubereitung:

1. Zerdrücke den Tofu mit einer Gabel oder mit einem Pürierstab.

2. Brate die fein gehackten Zwiebeln in ein wenig Öl in einer Pfanne an.

3. Nun gibst du Tofu und Kurkuma dazu und brätst alles an, bis der Tofu eine goldene Farbe annimmt.

4. Schmecke das Rührei nun mit Salz und Pfeffer ab und gebe das Mineralwasser dazu. Serviert wird das Ei am besten mit frischen Schnittlauchröllchen.

HERZHAFTES SÜßKARTOFFELFRÜHSTÜCK

Zubereitungszeit: 50 Minuten
2 Portionen

Zutaten:
4 Scheiben Dinkelbrot
1 große Süßkartoffel
2 Frühlingszwiebeln (grüner Anteil)
1 TL Knoblauchöl
2 TL Olivenöl
Frische Petersilie
Salz und Pfeffer

Zubereitung:
Süßkartoffel waschen, schälen und in kleine Würfel schneiden.
Ein wenig Wasser zum Kochen bringen und die Süßkartoffeln für 5-7 Minuten darin garen.
In der Zwischenzeit die Frühlingszwiebeln waschen und in dünne Ringe schneiden. Knoblauchöl und Olivenöl in einer Pfanne erhitzen und zunächst die Frühlingszwiebeln für 2-3 Minuten darin anbraten.
Danach die angedünsteten Süßkartoffelwürfel hinzufügen. Für weitere 7-10 Minuten bei mittlerer Temperatur garen lassen. Mit etwas Salz und Pfeffer würzen.
Petersilie waschen, trocken schütteln und fein hacken.

Pfanne vom Herd nehmen und die Petersilie unter die Masse heben.

Süßkartoffeln auf zwei Tellern anrichten und mit jeweils 2 Scheiben Dinkelbrot oder glutenfreiem Brot servieren.

VEGANESRÜHREI

Kalorien: 413,2 kcal | Eiweiß: 19 g | Fett: 14,1 g | Kohlenhydrate: 49,7 g

Zubereitungszeit: 10 Minuten

Zutaten für eine Portion:

80 Gramm Kichererbsenmehl | 1 TL Nährhefe | 200 ml Wasser | 3 EL Sojamilch |eine Messerspitze Kurkuma | 1/2 TL Kala Namak | Steinsalz | Pfeffer | eine Prise Kardamom | 1 EL Petersilie gehackt | 1 EL Kokosöl

Zubereitung:

Das Kichererbsenmehl mit der Nährhefe, dem Wasser, der Sojamilch, dem Kurkuma, dem Kala Namak, dem Steinsalz, dem Pfeffer, dem Kardamom und der Petersilie glatt rühren. Das Kokosöl in einer Pfanne erhitzen. Die Masse eingießen und für etwa 4 Minuten anbraten, dabei öfters umrühren.

RUCOLA SALAT MIT ERDBEEREN

4 Portionen
200 gr Rucola
500 gr Erdbeeren
2 EL Kürbiskernöl
2 EL Balsamico
1 Zwiebel
eine Prise Pfeffer
eine Prise Salz

Waschen Sie zuerst die Erdbeeren und putzen und vierteln Sie sie anschließend. Danach waschen Sie auch den Rucola und schneiden ihn in dünne Streifen. Schälen Sie die Zwiebel und schneiden Sie auch diese in Streifen.

Dann vermengen Sie alles zusammen gut in einer großen Schüssel.
Rühren Sie aus dem Kürbiskernöl, dem Balsamico, dem Salz und dem Pfeffer ein Dressing an und geben Sie es über den Salat.

Servieren Sie den Salat am besten mit aufgeschnittenem Bergkäse und Knoblauchbrot.

AVOCADO-BAGEL

Zubereitungszeit: **20 Minuten**

Portionen: **4**

Zutaten:
- 1 Avocado
- 4 Sesambagels
- 1 TL Salz
- 250 g weißer Spargel
- 1 Kresse
- 200 g Erdbeeren
- 1 EL Senf
- 1 Zitrone
- 1 TL Zucker

Zubereitung:

1.   Spargel waschen und die harten Enden entfernen. In kochendes Wasser geben und mit 1 TL Salz, 2 EL Zitronensaft und Zucker für 15 Minuten garen lassen. Dann abschrecken und klein schneiden.

2.   Avocado halbieren, entkernen und mit einer Gabel das Fleisch zerdrücken. Zusammen mit Sen, etwas, Salz und Zitronensaft in einer Schüssel vermischen und abshcmecken.

3.   Erdbeeren waschen und klein schneiden.

4. Bagels halbieren. Die Unterseite mit Avocadocreme bestreichen und darauf die Erdbeeren, den Spargel und gehackte Kresse verteilen. Mit der Oberseite verschließen und genießen.

FRENCH TOAST MIT ORANGENSAFT

Portionen: **2** - VORBEREITUNG: **15 MINUTEN** – ZUBEREITUNG: **0 MINUTEN**   Süß

Falls Sie Ihre French Toast noch mehr versüßen wollen, fügen Sie ein paar Spritzer Ahornsirup hinzu.

- 3 reife Bananen
- 1 Tasse Mandelmilch
- Saft von 1 Orange
- 1 TL geriebene Muskatnuss
- 4 Scheiben Stangenbrot
- 1 EL Kokosöl

31)

32)
1) In einem Mixer die Bananen, Mandelmilch, Orangensaft, Zimt und Muskatnuss gründlich mischen.
2) Mischung in eine Auflaufform geben.
3) Brot von jeder Seite in der Mischung einweichen.
4) Während das Brot einweicht, eine Pfanne bei mittlerer Hitze erhitzen und Kokosöl geben.
5) Brotscheiben beidseitig goldbraun braten. Ca. 5 Minuten.

Kalorien: 278; **Fett:** 4g; **Kohlenhydrate:** 46g; **Ballaststoffe:** 8g; **Protein:** 6g

PILZE IM BACKTEIG

Nährwerte: Kalorien: 450,6 kcal, Eiweiß: 6,6 Gramm, Fett: 11,7 Gramm, Kohlenhydrate: 76,8 Gramm

Für eine Portion benötigst du:
50 Gramm Kräuterseitlinge
50 Gramm Champignons
50 Gramm Austernpilze
2 EL Maismehl
100 Gramm Mehl
1/2 TL Backpulver
1 Messerspitze Kurkuma
1 Prise Ingwerpulver
Salz und Pfeffer
120 ml Wasser
1 Liter Öl zum Frittieren

So bereitest du dieses Gericht zu:
Die Pilze in gleichgroße Stücke schneiden und im Maismehl wälzen. Aus Mehl, Backpulver, Kurkuma, Ingwer, Salz, Pfeffer und Wasser einen glatten Backteig rühren und die Pilze durchziehen. Das Öl auf 180 °C aufheizen und die Pilze für 2 Minuten darin frittieren.

SUPPE MIT BLUMENKOHL UND LAVENDEL

Nährwerte:

- Kalorien: 76,6 kcal
- Eiweiß: 3,4 Gramm
- Fett: 5,5 Gramm
- Kohlenhydrate: 2,9 Gramm

Für eine Portion benötigst du:

- 100 Gramm Blumenkohl
- 1 Schalotte
- 1 TL Mandelöl
- 1 EL Reisessig
- 200 ml Gemüsebrühe
- 1 Lorbeerblatt
- 1 Prise Ingwerpulver
- 1 Prise Cayenne Pfeffer
- 1/2 TL Lavendelblüten getrocknet
- etwas Lavendel-Salz

So bereitest du dieses Gericht zu:

Den Blumenkohl und die Schalotte klein schneiden und im Mandelöl anrösten. Mit dem Reisessig ablöschen und mit der Brühe aufgießen. Lorbeerblatt, Ingwer, Cayenne Pfeffer und Lavendelblüten hinzu geben und alles für 6 Minuten kochen lassen. Das Lorbeerblatt herausfischen, mit Lavendel-Salz abschmecken und servieren.

GRÜNE
ENERGIE-SUPPE

Für: 2 Personen
Schwierigkeitsgrad: einfach
Dauer: 20 Minuten Gesamtdauer

Zutaten

3 Grünkohlblätter Strunk entfernt
1 Stück Salatgurke 15 cm
½ rote Paprikaschote entkernt
1 TL Ingwer frisch gerieben
1 Zitrone frisch gepresst
1 Avocado geschält und entsteint
250 ml Kokosnusswasser
1 Tomate mittelgroß, halbiert
4 EL Dill frisch, kleingehackt
1 Knoblauchzehe geschält und gehackt
¼ Zwiebel geschält und gehackt
½ TL Salz

Zubereitung

Alle Zutaten in einen Topf geben und bei geringer Hitze mit einem Stabmixer durchmixen bis eine glatte Suppe entsteht.

Die Suppe dann auf mittlerer Hitze erwärmen und danach in Suppenteller füllen.

OMELETTE MIT KICHERERBSENMEHL

Für 1 Portion
Zubereitungszeit: ca. 30 Minuten
Schwierigkeitsgrad: leicht

Zutaten:
2 Teelöffel Nährhefe
1 Teelöffel Chiasamen
½ Tasse Kichererbsenmehl
1 Messerspitze Kurkuma
½ Teelöffel Backpulver
½ Teelöffel Basilikum
1 Prise Salz
Etwas schwarzes Salz
Pfeffer
¾ Tasse Wasser
Sonnenblumenöl

Zubereitung:
Das Omelett kannst du mit Tomatenstücken, Oliven oder Pilzen füllen.
1. Leinsamen in heißem Wasser quellen lassen und mit den übrigen Zutaten mischen. Weitere 5 Minuten quellen lassen.
2. Sonnenblumenöl erhitzen und den Teig in die Pfanne geben. Ist der mittlere Teil des Omeletts fest, drehst du das Omelett um und backst es auf der anderen Seite aus.

LINSENSUPPE

Ergibt 2 Portionen

Fertig in: 70min   Schwierigkeit: leicht

250g Linsen

3 mittelgroße Kartoffeln

2 Karotten

1 Liter Gemüsebrühe (hefefrei)

LOS GEHT´S

1. Kartoffeln und Karotten schälen, waschen und in kleine Würfel schneiden.
2. Gemüsebrühe in einen Topf geben und zum Kochen bringen.
3. Kartoffeln, Karotten und Linsen hinzugeben und bei geschlossenem Deckel und mittlerer Hitze 60 Minuten köcheln lassen.
4. Auf tiefen Tellern servieren und genießen.

TOMATEN-DIP MIT TOFU (LOW CARB)

Der Tomaten-Dip mit Tofu vereint Basilikum, Mandeln, Tomatenmark und Tofu zu einem würzigen Dip, der super zu Brot, Crackern oder Gemüse passt!

Schwierigkeitsgrad:	leicht
Portionen:	**2**
Zubereitungsdauer:	20 Minuten

ZUTATEN

50 g gemahlene Mandeln
80 g Tofu
1 Teelöffel Tiefkühl-Basilikum
2 Esslöffel Olivenöl
2 Esslöffel Tomatenmark
Salz
ZUBEREITUNG

Zunächst den Tofu mit kalten Wasser ein wenig abspülen, dann mit einem Küchentuch trocknen und würfeln.
Die Tofuwürfel dann gemeinsam mit den übrigen Zutaten – ausgenommen dem Salz – mit einem Pürierstab zu einem Püree verarbeiten.

Das Püree mit Salz abschmecken und in ein Schraubglas umfüllen. Dieses hält sich für etwa 5 Tage im Kühlschrank.

TIPP: Anstatt des normalen Tofus kann auch Räuchertofu und anstelle des Tomatenmarks rote Thai-Currypaste verwendet werden – so ergibt sich eine würzigere Variante. Bei dieser jedoch auf das Basilikum verzichten.

RATATOUILLE

Eine mediterrane Note erhältst du mit dem bunten, veganen Ratatouille.

Zutaten:

0,5 Auberginen

2 Paprikas (rot und gelb)

2 Knoblauchzehen

350 Gramm Zucchini

2 Zwiebeln (groß)

350 Gramm Tomaten

Thymian, Rosmarin, Salz, Pfeffer und Olivenöl

Zubereitung:

1. Schneide die Zwiebeln in Streifen, die Aubergine in Würfel und die Paprika in Stücke. Der Knoblauch wird fein gehackt und die Zucchini in nicht zu feine Scheiben geschnitten.

2. Brate nun die Zwiebeln mit dem Knoblauch sowie die Paprika und Aubergine in einer Pfanne mit Olivenöl an.

3. Gebe das Gemüse in eine Ofenform und lasse es bei 180 Grad weitergaren.

4. Brate nun Zucchini in der Pfanne an und gib die Kräuter dazu. Die Zucchini kommt mit in die Ofenform.

5. Im letzten Schritt lässt du die angeschnittenen Tomaten in Wasser kurz aufkochen, entfernst die

Haut und halbierst diese. (Zu viel Arbeit? Geschälte Tomaten aus der Dose sind auch erlaubt...)

6. Alles zusammen für 45 Minuten in der Form im Ofen garen.

GRÜNES CURRY

Zubereitungszeit: 30 Minuten
2 Portionen

Zutaten:
100 g Reis
200 g Brokkoli
1 kleine Zucchini
2 kleine Kartoffeln
200 g frischer Babyspinat
150 ml Kokosmilch
150 ml Wasser
10 g Ingwer
1 EL Kokosöl
½ TL Kreuzkümmel
1 TL Kurkuma
½ Limette
Salz und Pfeffer

Zubereitung:

Ingwer schälen und mit einer Reibe fein raspeln. Kokosöl in einer Pfanne erhitzen und den Ingwer in die Pfanne geben. Mit Kreuzkümmel und Kurkuma würzen und danach für 2-3 Minuten anbraten.
Brokkoli waschen und die Röschen vorsichtig entfernen. Zucchini waschen und fein würfeln. Kartoffeln waschen, schälen und ebenfalls zu kleinen

Würfeln verarbeiten. Gemüse zum Ingwer geben und für weitere 3-4 Minuten anbraten.

Mit Kokosmilch und Wasser ablöschen und mit Salz und Pfeffer würzen. Pfanne abdecken und für 10-15 Minuten bei mittlerer Temperatur köcheln lassen. Spinat waschen, welke Blätter entfernen und nach 8-10 Minuten zum Curry geben.

In der Zwischenzeit Salzwasser in einem Topf zum Kochen bringen und den Reis nach Packungsanweisung garen. Abgießen und zur Seite stellen.

Pfanne vom Herd nehmen und den Saft einer halben Limette in das Curry einrühren.

Mit Salz und Pfeffer abschmecken und gemeinsam mit dem Reis auf zwei Tellern oder in zwei Schälchen servieren.

ROHKOST BOWL MIT KRAUT UND MÖHREN

Kalorien: 275,5 kcal | Eiweiß: 8,1 g | Fett: 21,1 g | Kohlenhydrate: 11,2 g

Zubereitungszeit: 15 Minuten

Zutaten für eine Portion:

2 EL veganer Joghurt | 1 EL Koriander | Steinsalz | Pfeffer | 1 TL Orangensaft | 1/4 gelbe Möhre | 1/4 lila Möhre | 50 Gramm Rotkohl | 50 Gramm Spitzkohl | 1 EL geröstete Haselnüsse | 1 EL Olivenöl zum Beträufeln

Zubereitung:

Den veganen Joghurt mit Koriander, Steinsalz, Pfeffer und Orangensaft verrühren. Das Gemüse hobeln und nebeneinander in einer Bowl platzieren. Mit dem Joghurt übergießen, mit den Haselnüssen bestreuen und mit dem Olivenöl beträufeln.

SÜß-SAURE CHINASUPPE

Die Zwiebel ist schon seit 5000 Jahren in Asien und im Mittelmeerraum bekannt. Die unterschiedlichen Sorten sind auch unterschiedlich scharf. Sie enthält das Öl „Allicin", das dafür verantwortlich ist, dass man beim Zwiebelschälen weinen muss.

2 Portionen
1 Zwiebel
1 Karotte
1 rote oder gelbe Paprika
1 Jalapeño
1 Glas Bambussprossen
100 gr Glasnudeln
1 Frühlingszwiebeln
2 EL Sesamöl
50 ml Sojasauce
4 EL Ketchup oder Tomatenmark
1 1/2 l Gemüsebrühe
Saucenbinder oder Speisestärke
1 EL Essig
1 EL Zucker

Zwiebel, Möhre, Paprika und Jalapeño putzen, waschen und klein schneiden. Von der Frühlingszwiebel die Wurzelbüschel und welken Teile abschneiden. Zwiebel in dünne Ringe schneiden.

In einen Suppentopf Sesamöl erhitzen. Erst die Karotten im Öl schwenken, dann die Zwiebel und schließlich Paprika und Jalapeño. Das Gemüse sollte nur kurz gebraten werden, damit es knackig bleibt. Die Bambussprossen abtropfen lassen und dazugeben und nochmals umrühren. Mit Sojasauce ablöschen. Glasnudeln nach Packungsanleitung zubereiten.

1 1/2 Liter Gemüsebrühe (fertig oder selbstgemacht) erhitzen und zu dem Gemüse geben. Ketchup oder Tomatenmark unterrühren. Mit dem Soßenbinder die Suppe leicht andicken und noch einmal aufkochen lassen. Die Suppe mit Soßenbinder wenn nötig nochmals andicken und aufkochen lassen. Mit Essig und Zucker abschmecken. Die Suppe mit den Glasnudeln und den Frühlingszwiebeln servieren.

SUPERFOOD PANCAKES

Zubereitungszeit: **5 Minuten**

Portionen: **6 Stück**

Zutaten:
- 1 EL Chiasamen
- 1 Banane
- 1 EL TK Himbeeren
- 1 TL Kokosöl
- 50 g Dinkelmehl
- 60 ml Mandelmilch
- Etwas Agavendicksaft
- 1 EL veganes Vanilleproteinpulver

Zubereitung:
Banne schälen und mit einer Gabel zerdrücken. Dann Proteeinpulver, Chiasamen, Mehl und Milch zugeben und alles vermischen.

Kokosöl auf einer Pfanne erhitzen und kleine Pancakes braten.

Auf Tellern servieren und mit den Himbeeren und Agavendicksaft servieren.

MANDEL BIRKENTALER

Portionen: **4** - VORBEREITUNG: **10 MINUTEN** —
ZUBEREITUNG: **20 MINUTEN**   Reichhaltig

Für ein lagerfähiges, Cracker-ähnliches Ergebnis sollten
Sie eine Trocknungszeit bis 24 Stunden einplanen.

Dörren
- 60g Mandeln
- 50g Rosinen
- 10g Birkenblüten
- ¼ TL Koriandersamen
- 40g Leinsamen
- ¼ TL Zimt

46)   1)   Mandeln über Nacht im Wasser
einweichen. Dann die Mandeln abspülen

2)   Rosinen 30 Minuten einweichen lassen.

3)   Birkenblüten vom Blütenstand abziehen.

4)   Karotten fein raspeln. Koriandersamen mit
Rosinen in einer Kaffeemühle zur Paste verarbeiten.

5)   Birkenblüten mit den Mandeln im Mixer grob
mixen.

6)   Leinsamen in der elektrischen Kaffeemühle für 10
Minuten zerstoßen.

7)   Alle Zutaten miteinander zu einem formbaren
Masse vermengen.

8)   12 Taler auf Backpapier formen

9)   Für 6 Stunden bei 42°C im Backofen trocknen.

Kalorien: 122; Fett: 8g; Kohlenhydrate: 12g; Ballaststoffe: 4g; Protein: 4g

SPAGHETTI AGLIO E OLIO

Nährwerte: Kalorien: 407,6 kcal, Eiweiß: 10,3 Gramm, Fett: 21,4 Gramm, Kohlenhydrate: 40,6 Gramm

Für eine Portion benötigst du:
100 Gramm Spaghetti ohne Ei
3 Knoblauchzehen
1 Schalotte
1 Chili, rot
3 EL Olivenöl
Salz und Pfeffer
1 EL Petersilie, grob gehackt
1 TL Liebstöckel, gehackt

So bereitest du dieses Gericht zu:
Die Spaghetti in etwas Salzwasser al dente kochen. Knoblauch, Schalotte und Chili fein hacken und im Olivenöl goldbraun anrösten. Die Nudeln abtropfen lassen und hinzugeben. Gut durchrühren, salzen, pfeffern und mit Petersilie und Liebstöckel verfeinern.

HERZHAFTE KARTOFFELSUPPE MIT VEGANER "WURST"

Nährwerte:

- Kalorien: 346,2 kcal
- Eiweiß: 31,2 Gramm
- Fett: 11,2 Gramm
- Kohlenhydrate: 27,9 Gramm

Für eine Portion benötigst du:

- 1/2 Zwiebel
- 1 Knoblauchzehe
- 80 Gramm Kartoffeln
- 1 TL Rapsöl
- 1 Messerspitze Ingwer gerieben
- 1 Messerspitze scharfes Paprikapulver
- 200 ml Gemüsebrühe
- 1/2 TL Majoran
- 1 Prise Piment gemahlen
- Salz und Pfeffer
- 1 vegane Wiener Wurst
- 1 EL Petersilie gehackt

So bereitest du dieses Gericht zu:

Zwiebel, Knoblauch und Kartoffel klein würfeln und im Rapsöl anrösten. Ingwer und Paprika hinzugeben und kurz mitrösten. Mit der Brühe aufgießen und mit Majoran, Piment, Salz und Pfeffer würzen. Alles für 10 Minuten köcheln lassen. Die Wiener Wurst in Stücke schneiden und in die Suppe geben. Für 2 Minuten ziehen lassen, anrichten und mit Petersilie bestreuen.

LECKERE WILDKRÄUTER QUICHE

Für: 2-4 Personen
Schwierigkeitsgrad: normal
Dauer: 25 Minuten Gesamtzeit

Zutaten

Eine Packung (400g) Seidentofu
2 TL Stärke
2 EL Sojasahne
Gewürze: Kala Namak, Pfeffer, Muskat
eine Hand voll Wildkräuter (Brennnessel, Giersch, Vogelmiere, Brunnenkresse, Schafgarbe, Dill, Sauerampfer, Taubnessel)
veganer Quiche- und Tarteteig (z.B.: Tante Fanny Quiche- & Tarteteig)
1 bis 2 Tomaten
Essbare Blüten

Zubereitung

Seidentofu zunächst mit der Stärke zusammen mischen und dann die Sojasahne, sowie die Wildkräuter und die Gewürze beimengen und alles zusammen pürieren.
Auf den Tarteteig die Masse gleichmäßig verteilen.
Tomaten halbieren und zur Deko verwenden. Die Quiche jetzt für 15 Minuten bei 180 Grad in den Ofen geben.
Essbare Blüten zur Deko nehmen und servieren. Schmeckt warm als auch kalt sehr gut.

SPINATPIZZA

Für 1 Portion
Zubereitungszeit: 30 Minuten
Schwierigkeitsgrad: leicht

Zutaten:
200 Gramm Weizenmehl
100 Milliliter lauwarmes Wasser
1 Teelöffel Salz
2 Esslöffel Olivenöl
½ Packung Trockenhefe
150 Gramm Blattspinat
1 Zwiebel
1 Chilischote
1 Knoblauchzehe
Etwas Olivenöl
Röstzwiebeln
Salz, Chiliflocken
125 Milliliter vegane Tomatensauce

Zubereitung:
1. Weizenmehl, Hefe, Wasser, Salz und Olivenöl zu einem Teig verarbeiten. Teig 30 Minuten ruhen lassen.
2. Knoblauch pressen, Chilischote in kleine Ringe schneiden und mit Olivenöl vermischen. In der Mikrowelle den Spinat auftauen, ausdrücken. Zwiebel in Ringe schneiden und in Öl anbraten. Spinat und

Knoblauchöl dazugeben, kurz anbraten und abkühlen lassen.

3. Teig durchkneten und ausrollen, mit Tomatensauce bestreichen, Spinat darübergeben. Röstzwiebeln darauf verteilen. Pizza bei 200 Grad Umluft 15 Minuten backen.

CHINESISCHER GURKENSALAT

Ergibt 4 Portionen

Fertig in: 35min   Schwierigkeit: leicht

2 Gurken
1TL Agavendicksaft
2EL Weißweinessig
2 Knoblauchzehen

2EL Sesamöl
½ TL Chiliflocken
Salz und Pfeffer

LOS GEHT´S

1. Knoblauch schälen und pressen.
2. Gurke waschen vierteln, die Kerne entfernen und in circa 1,5cm dicke Würfel schneiden. Mit Salz kurz vermischen und etwa 15 Minuten ziehen lassen.
3. Wasser von den Gurken wegschütten. Dann mit den restlichen Zutaten mischen und nochmals 15 bis 20 Minuten ziehen lassen.
4. Servieren und genießen.

FRÜHSTÜCKSBREI MIT GOJIBEEREN UND APFEL-TOPPING

Gojibeeren enthalten viele Vitamine und Antioxidantien, was sie zu einer optimalen Frühstückszutat werden lässt. Hier im Frühstücksbrei verarbeitet und getoppt mit Äpfeln ergibt sich ein abwechslungsreiches, nährstoffreiches und leckeres Frühstück!

Schwierigkeitsgrad: leicht
Portionen: 2
Zubereitungsdauer: 20 Minuten
Koch-/Backzeit: 10 Minuten
Ruhezeit: 15 Minuten

ZUTATEN

20 g Gojibeeren
50 g Dinkelflocken
50 g Gerstenflocken
500 ml Reis- oder Hafermilch
½ Esslöffel Agavendicksaft
½ Prise Salz
½ Zitrone
1 Apfel
1 Banane

ZUBEREITUNG

Als erstes den Frühstücksbrei zubereiten. Dafür die Reis- beziehungsweise Hafermilch in einem Topf zusammen mit dem Salz aufkochen lassen.

Dann die Dinkel- und Gerstenflocken hinzugeben, ordentlich unterrühren und nur noch bei niedriger Hitze und unter dauerhaftem Rühren für 10 Minuten weiterköcheln lassen.

Im Anschluss den Frühstücksbrei von der Herdplatte ziehen und die Gojibeeren hinzufügen. Den Brei mit Agavendicksaft süßen, dem Topf den Deckel aufsetzen und alles so für rund 15 Minuten stehen lassen, damit der Brei ordentlich durchziehen kann.

In der Zwischenzeit die Banane zunächst schälen und dann in kleine Würfel schneiden. Den Saft der Zitrone auspressen und diesen mit den Bananenwürfel vermengen.

Den Apfel dann gründlich unter lauwarmen, fließendem Wasser abwaschen, mit einem Küchentuch trocknen und klein schneiden.

Abschließend die Bananenwürfel dem Frühstücksbrei unterheben, das Ganze anrichten und die Apfelstücke als Garnitur darauf verteilen.

ZUCCHINI CHIPS

Du liebst Chips? Ich auch - doch nicht die ungesunden und kohlenhydratreichen aus Kartoffeln. Wie wäre es mal mit Chips aus anderem Gemüse wie Zucchini? Mit diesem Rezept kannst du deine Lust auf Chips befriedigen.

Zutaten:

800 Gramm Zucchini

1 EL Olivenöl oder ein wenig mehr

Der frisch gepresste Saft einer halben Zitrone

Jeweils ca ½ tl Salz, italienische Kräuter, Pfeffer und nach Wunsch Zwiebel- und Knoblauchpulver, eventuell Chili

Zubereitung:

1. Im ersten Schritt werden die Zucchini nach dem Waschen in feine Scheiben geschnitten.

2. Mische die Gewürze mit dem Zitronensaft und dem Öl - am besten in einer separaten Schüssel. Dann vermischst du die Zucchinischeiben gut mit der Mischung. Das geht am besten in einer Schüssel mit Deckel.

3. Heize den Backofen auf 140 Grad vor und backe die Zucchinischeiben auf Backpapier ausgebreitet für etwa 50 Minuten. Schau dabei regelmäßig nach den Chips, damit sie nicht verbrennen.

KORIANDERSÜPPCHEN

Zubereitungszeit: 30 Minuten
2 Portionen

Zutaten:
400 g Möhren
100 g frischer Koriander
2 Frühlingszwiebeln (grüner Anteil)
300 ml Gemüsebrühe
1 TL Knoblauchöl
1 TL Olivenöl
1 TL Kreuzkümmel
Salz

Zubereitung:

Möhren waschen, schälen und in grobe Würfel schneiden. Frühlingszwiebeln waschen und in dünne Ringe schneiden.
Knoblauch- und Olivenöl in einem Topf erhitzen und die Frühlingszwiebeln für 2-3 Minuten anbraten. Danach die Möhrenwürfel hinzufügen und für weitere 3-4 Minuten anbraten.
Koriander waschen, trocken schütteln und fein hacken.

Mit der Brühe ablöschen, Koriander hinzufügen und für 15-20 Minuten abgedeckt bei mittlerer Temperatur köcheln lassen.

Topf vom Herd nehmen und die Masse mit einem Stabmixer pürieren. Danach mit Kümmel und Salz würzen.

Auf zwei Tellern oder in zwei Schälchen anrichten und servieren.

MÖHRENSUPPE

Kalorien: 122,8 kcal | Eiweiß: 1,6 g | Fett: 4,5 g | Kohlenhydrate: 18 g

Zubereitungszeit: 20 Minuten

Zutaten für eine Portion:

1/4 Zwiebel | 120 Gramm Möhre | eine Messerspitze Ingwer gerieben | 1 TL Sesamöl | 2 EL Orangensaft | 200 ml Gemüsebrühe | 2 EL Walnussmilch | Salz | eine Messerspitze Cayennepfeffer | 1 EL Koriander zum bestreuen

Zubereitung:

Zwiebel und Möhre klein schneiden und mit dem Ingwer im Sesamöl anrösten. Mit dem Orangensaft ablöschen und mit der Brühe aufgießen. Für 15 Minuten köcheln und mit dem Stabmixer pürieren. Mit Walnussmilch verfeinern und mit Salz und Cayennepfeffer abschmecken. Anrichten und mit Koriander bestreuen.

ZWIEBELSUPPE

4 Portionen
4-5 mittlere, in Ringe geschnittene, Zwiebel
2 Zehen gepreßter Knoblauch
1,2 l Gemüsebrühe
¼ l veganer trockener Weißwein
einige Scheiben Baguette gut getoastet
geriebener veganer Käse
2 Lorbeerblätter
etwas Salz,
etwas Pfeffer
etwas Thymian
etwas Majoran
etwas Kümmel
etwas Öl

Erhitzen Sie das Öl in einem großen Topf und braten Sie den Knoblauch und die Zwiebeln darin an. Löschen Sie beides mit dem Wein ab und geben Sie die Gemüsebrühe hinzu. Danach wird alles gut gewürzt, sparen Sie auf keinen Fall mit den Gewürzen!
Lassen Sie die Suppe nun für etwa 20 Minuten bei niedriger Hitze köcheln. Falls nötig können Sie auch nochmal abschmecken.
Toppen Sie die Suppe beim Servieren sofort mit einer Scheibe Baguette und geriebenen Käse, bis der Käse auch geschmolzen ist.

QUINOA MIT AVOCADO UND MANGO

Zubereitungszeit: **15 Minuten**

Portionen: **2**

Zutaten:
- 1 Avocado
- 1 Mango
- 120 g Quinoa
- 2 Handvoll Kirschtomaten
- 2 EL Zitronensaft
- Salz und Pfeffer
- 10 Basilikumblätter
- 1 EL Olivenöl
- ¼ Zitronenabrieb

Zubereitung:
Quinoa nach Anleitung kochen.

Mango schälen und würfeln. Avocado schölen und in Scheiben schneiden. Kirschtomaten waschen und halbieren.

Mango, Avocado, Tomaten und Quinoa vermengen.

Aus den restlichen Zutaten ein Dressing herstellen. Dazu die Basilikumblätter hacken und mit den flüssigen Zutaten, sowie Gewürzen vermischen.

Trauben-Rosmarin-Focaccia

Portionen: 8 - VORBEREITUNG: 30 MINUTEN – ZUBEREITUNG: 20 MINUTEN   Einfach

Bei diesem Rezept brauchen Sie nicht Kneten. Alles entwickelt sich selber.

- 400g Weißbrotmehl
- 1 TL Trockenhefe
- 4 EL Olivenöl
- 1 EL Meersalz
- 200g rote Trauben
- 10 Rosmarinzweige, grob gehackt

1)   Mehl, Hefe, 1 EL Olivenöl und 1 TL Salz in eine große Schüssel geben. 250ml Wasser hinzufügen und mit einem Holzlöffel zu einem klebrigen Teig mischen.

2)   Mit Frischhaltefolie abdecken und mindestens 10 Stunden in den Kühlschrank stellen.

3)   Ofen auf 160°C aufheizen und Trauben mit 1 EL Öl in Backblech geben.

4)   20 Minuten backen. Abkühlen lassen.

5)   Teig 1 Stunde bei Raumtemperatur kühlen.

6)   Eine große Bratform einölen und Teig einfach reingeben. Rosmarin, Trauben und Salz darüber streuen. Mit 2 EL Öl beträufeln.

7)   Mit den Fingern Vertiefungen in den Teig drücken. Eine Stunde ruhen lassen.

8)   Für 20 Minuten bei 200°C backen.

Kalorien: 202; Fett: 5g; Kohlenhydrate: 33g; Ballaststoffe: 2g; Protein: 5g

TOM KHA PAK – VEGANE, THAILÄNDISCHE KOKOSSUPPE

Nährwerte: Kalorien: 67,2 kcal, Eiweiß: 4 Gramm, Fett: 1,2 Gramm,

Kohlenhydrate: 9,7 Gramm

Für eine Portion benötigst du:
100 ml Gemüsebrühe
100 ml Kokosmilch light
2 Scheiben Ingwer
2 Limettenblätter
2 Chili
3 braune Champignons
1/4 Zucchini
8 Zuckerschoten
1 EL Sojasauce
1 Frühlingszwiebel
4 Blatt Thai Basilikum

So bereitest du dieses Gericht zu:
Die Gemüsebrühe zusammen mit der Kokosmilch, dem Ingwer, den Limettenblättern und den grob gehackten Chilis aufkochen. Die Pilze vierteln, die Zucchini in Scheiben schneiden und die Zuckerschoten halbieren. Alles ebenfalls mitkochen und für 5 Minuten kochen lassen.

Mit Sojasauce abschmecken und vor dem Servieren mit der fein gehackten Frühlingszwiebel und dem Thai-Basilikum bestreuen.

SALAT FRUCHTIG PIKANT

Nährwerte:

- Kalorien: 155,8 kcal
- Eiweiß: 1,9 Gramm
- Fett: 5,7 Gramm
- Kohlenhydrate: 23,3 Gramm

♟

Für eine Portion benötigst du:

- 1/4 Apfel
- 30 Gramm Honigmelone
- 30 Gramm Mango
- 30 Gramm Ananas
- 30 Gramm Brombeeren
- 10 Gramm Spinat
- 1 EL Reisessig
- 1 Messerspitze Cayenne Pfeffer
- 1 Messerspitze Ingwer gerieben
- 1 EL Zitronenmelisse
- 1 TL Kokosöl
- Sojasauce

So bereitest du dieses Gericht zu:

Das Obst klein schneiden und zusammen in eine Schüssel geben. Den Spinat grob schneiden und unterrühren. Aus den restlichen Zutaten ein Dressing rühren und den Salat damit marinieren. Für einige Minuten ziehen lassen und servieren.

KICHERERBSEN-BOWL MIT QUINOA

Für: 4 Personen
Schwierigkeitsgrad: einfach
Dauer: 25 Minuten Gesamtzeit

Zutaten

200 g Quinoa
480 ml Gemüsebrühe
1 rote Zwiebel
800 g Kichererbsen
2 Handvoll Kirschtomaten
1 Handvoll Petersilie
Für das Dressing
4 Esslöffel Olivenöl
2 Esslöffel Apfelessig
1 Esslöffel Ahornsirup
Salz, Pfeffer

Zubereitung

Quinoa abwaschen und 15 Minuten in der Gemüsebrühe köcheln lassen. Dann 5 Minuten ziehen lassen. Mit einer Gabel leicht auflockern.
Zwiebel schälen und fein hacken. Kichererbsen abgießen und waschen. Cherrytomaten halbieren.
Quinoa, Kichererbsen und Kirschtomaten in eine Schüssel geben. Petersilienblätter von den Stielen zupfen und fein hacken.
Anschließen das Dressing zubereiten. Hierfür einfach Olivenöl, Apfelessig und Ahornsirup vermischen. Mit

Salz und Pfeffer abschmecken und mit den anderen Zutaten vermengen.

KICHERERBSEN-PIZZA

Für 4 Portionen
Zubereitungszeit: 60 Minuten
Schwierigkeitsgrad: leicht

Zutaten:
Für den Teig:
180 Gramm gekochte Kichererbsen
230 Gramm gemahlene Sonnenblumenkerne
60 Milliliter Kokosöl
1 Teelöffel Currypulver
1 Teelöffel Kreuzkümmel
½ Teelöffel Kurkuma
Meersalz

Für den Belag:
1 Süßkartoffel, fein gerieben
1 kleine Zwiebel, gewürfelt
1 Broccoli, in Röschen
½ Kopf Blumenkohl, in Röschen
1 Handvoll Sonnenblumenkern-Keime
Vegane Tomatensauce

Zubereitung:
1. Teig aus den Zutaten bereiten und auf einem mit Kokosöl eingefetteten Backblech ausrollen.
2. Tomatensauce darauf verteilen. Gemüse und Sonnenblumenkern-Keimlinge auf den Teig legen. Bei 150 Grad Umluft 45 Minuten backen.

KOHLRABINUDELN IN GEMÜSESAUCE

Ergibt 2 Portionen

Fertig in: 40min   **Schwierigkeit: leicht**

2 Kohlrabi

2 Karotten

2 Tomaten

1 Frühlingszwiebel

½ Zwiebel

1 kleines Stück Ingwer

2 EL Tomatenmark

300ml Gemüsebrühe

2 EL Olivenöl

10 Blättchen Basilikum

Salz und Pfeffer

LOS GEHT´S

1. Kohlrabi waschen, schälen und mit einem Spiralschneider zu Spaghetti verarbeiten. (Alternativ in sehr dünne Streifen schneiden)
2. Kohlrabinudeln in einen Topf mit gesalzenem kochendem Wasser etwa 3 Minuten bissfest kochen.
3. Karotten waschen, schälen und klein raspeln. Tomaten waschen, Strunk entfernen und in kleine Stücke schneiden. Frühlingszwiebeln waschen und in dünne Ringe schneiden. Zwiebel und Ingwer

schälen und klein hacken. Basilikum waschen und klein hacken.

4. Öl in einer Pfanne erhitzen. Erst Zwiebel und Ingwer goldbraun anbraten. Dann das restliche Gemüse hinzugeben.

5. Gemüsebrühe und Tomatenmark hinzugeben. Tomatenmark gut unterrühren und ca. 8 Minuten bei kleiner Hitze köcheln lassen.

6. Basilikum hinzugeben und mit Salz und Pfeffer abschmecken.

7. Kohlrabinudeln auf tiefen Tellern verteilen und mit der Sauce anrichten. Servieren und Genießen.

NUSS-GRANOLA MIT HAFERFLOCKEN UND HEIDELBEEREN

Gerade in der warmen Jahreszeit ist dieses Frühstück ein leckerer Start in den Tag, der durch die vielen Früchte und die Abwechslung zwischen Nüssen, Granola und Haferflocken wirklich fit macht.

Schwierigkeitsgrad: leicht
Portionen: 2
Zubereitungsdauer: 20 Minuten

ZUTATEN

50 g feine Haferflocken
200 g Heidelbeeren
½ Esslöffel Margarine, vegan
2 Esslöffel Haselnusskerne
3 Esslöffel Agavendicksaft
4 Esslöffel Mandelsahne
6 Esslöffel Mandeldrink
2 Zweige Minze
2 Datteln, getrocknet und ohne Steine

ZUBEREITUNG

Damit beginnen die Heidelbeeren unter kaltem Wasser gründlich abzuspülen und sie danach erst einmal abtropfen zu lassen. Währenddessen die Haselnusskerne zerhacken, die Datteln hingegen in kleine Stückchen schneiden.

In einer Pfanne die Margarine auf mittlerer Hitze zerlassen, darin dann die Haferflocken, die gehackten Haselnüsse und 1 ½ Esslöffel Agavendicksaft unter mehrmaligem Rühren ein wenig anrösten lassen. Die Pfanne dann vom Herd ziehen und die Datteln hinzugeben.

Für die Garnitur zunächst 2 Esslöffel der Heidelbeeren beiseite stellen und den Rest der Heidelbeeren zusammen mit dem übrigen Agavendicksaft in ein hohes Gefäß geben und mithilfe eines Pürierstabs zu einem Heidelbeerpüree verarbeiten – dabei sollten jedoch noch kleinere Stückchen übrig bleiben.

Die Flockenmischung dann auf zwei Gläser verteilen und jeweils 3 Esslöffel des Mandeldrinks über die Flockenmischung geben. Auf ihr dann das Heidelbeerpüree verteilen und darauf zum Abschluss noch die Mandelsahne drapieren.

TIPP: Wird die Flockenmischung in luftdichte Schraubgläser gefüllt und im Kühlschrank aufbewahrt, so hält sie sich bis zu 1 Woche.

GURKENSALAT MIT MELONE

Im Sommer ist dieser Salat abends besonders leicht und schmeckt sehr frisch. Durch wenige Zutaten steht er sehr schnell auf dem Tisch.

ZUTATEN:
200 Gramm Wassermelone
1 große oder 2 kleine Gurken
20 Gramm Mandeln
1 Limette
Einige Stiele frische Minze

ZUBEREITUNG:
Die Melone würfeln, die Gurke in Scheiben schneiden. Die Mandeln klein hacken und die Minzeblätter von den Stielen lösen.
Nun kommen alle Zutaten in eine Schüssel. Der Saft der Limette rundet diesen ab. Nach Wunsch kannst du noch weitere Gewürze wie Salz, Pfeffer oder Chili zum Verfeinern nutzen.

SCHOKOMOUSSE

Zubereitungszeit: 15 Minuten (+ 2 Stunden Ruhezeit)
2 Portionen

Zutaten:
125 g Tofu
60 g Zartbitterschokolade
2 TL Mandelmilch
3 TL brauner Rohrzucker
¼ Vanilleschote

Zubereitung:

Vanilleschote längs halbieren und das Mark mit einem scharfen Messer auskratzen.
Schokolade in einem Topf bei niedriger Temperatur zerlassen. Danach die Mandelmilch, das Vanillemark und den Zucker einrühren.
Tofu abgießen und in grobe Würfel schneiden. In eine Schüssel füllen und mit einem Stabmixer pürieren.
Schokoladenmischung zum Tofu geben und erneut pürieren, bis eine dickflüssige Masse entstanden ist.
In zwei Schälchen oder Gläsern verteilen und für mindestens 2 Stunden im Kühlschrank abkühlen lassen. Die typische Konsistenz eines Mousse au Chocolat entsteht erst beim Abkühlen.

Aus dem Kühlschrank holen und servieren.

FALSCHER HACKBRATEN

Kalorien: 541 kcal | Eiweiß: 26,9 g | Fett: 8,4 g | Kohlenhydrate: 86 g

Zubereitungszeit: 70 Minuten

Zutaten für zwei Portionen:

100 Gramm Kidneybohnen | 100 Gramm Kichererbsen küchenfertig | 50 Gramm Linsen gekocht | 50 Gramm Tofu geräuchert | 100 Gramm Kartoffeln gekocht | 1 EL Senf mittelscharf | 1 Zwiebel fein gewürfelt | 2 Zehen Knoblauch fein gehackt | 1 TL Majoran | 1/2 TL Kreuzkümmel gemahlen | 1 TL Paprikapulver geräuchert | 2 Scheiben Vollkorntoast gewürfelt | 3 EL Preiselbeermarmelade

Zubereitung:

Bohnen, Kichererbsen, Linsen, Tofu und Kartoffeln durch eine Presse geben oder mit den Händen zerdrücken. Mit Senf, Zwiebel, Knoblauch und den Gewürzen gut verkneten. Den Toast einarbeiten und alles rasten lassen. Einen Laib formen und auf ein Backblech geben und mit der Preiselbeermarmelade bestreichen. Im Ofen bei Ober- und Unterhitze bei 170°

Celsius für 50 Minuten backen.

CURRY-KETCHUP

Eigentlich kein richtiges Ketchup, aber sehr gut zu vielen Gerichten schmeckend.

2 Portionen
1 große rote Zwiebel
Brauner Zucker
1 EL Currypulver
Tomatenmark
Salz und Pfeffer
1 EL Olivenöl

Zwiebeln schälen und in feine Würfel schneiden. Öl in einer Pfanne heiß werden lassen und die Zwiebeln darin braten, bis sie goldbraun sind. Dann den Zucker darüber streuen. Er sollte leicht schmelzen.
Mit ein bisschen Wasser (Rotwein geht auch) ablöschen. Etwa ein Viertel einer Tube Tomatenmark zu den Zwiebeln geben und gut umrühren. Den Ketchup mit Currypulver, Salz und Pfeffer abschmecken.

RATATOUILLE

Zubereitungszeit: **15 Minuten**

Portionen: **2**

Zutaten:
- 6 Champignons
- ½ Zucchini
- 1 Paprika
- 1 Knoblauchzehe
- 1 Baguette
- 1 EL Olivenöl
- Salz und Pfeffer
- 3 EL schwarze Oliven
- 100 g gestückelte Tomaten

Zubereitung:

Paprika waschen, entkernen und würfeln. Zucchini halbieren, waschen und würfeln. Pilze putzen und vierteln. Knoblauch schälen und hacken. Oliven klein schneiden.

Olivenöl in einer Pfanne erhitzen und Knoblauch darin andünsten. Dann das Gemüs eund Champignons zugeben und für 5 Minuten anbraten. Gestückelte Tomaten zufügen und für 10 Minuten köcheln lassen.

Mit Baguette servieren.

KARAMELLISIERTE ZWIEBEL

Portionen: 4 - VORBEREITUNG: **10 MINUTEN** – ZUBEREITUNG: **15 MINUTEN**   Fingerfood

Egal, ob rot oder weiß: Zwiebeln kannst man in jeglicher Form karamellisieren – und das nicht nur mit Zucker.

190°C Backen
- 2 EL Sojamargarine
- 24 Babyzwiebeln, geviertelt
- 2 EL Balsamico-Essig
- 2 EL Zucker
- Schwarzer Pfeffer
- 4 Thymianzweige
- 4 Backpapier Stücke

58)   1)   Ofen auf 190°C vorheizen.

2)   Margarine in einer Pfanne schmelzen und Zwiebeln dazugeben, gut durchrühren,

3)   Ein Viertel der Zwiebeln jeweils in die Mitte eines Backpapiers legen und mit Zucker, Salz und Pfeffer bestreuen.

4)   In den Ofen stellen und 15 Minuten backen. Vorsichtig schütteln.

5)   Servieren.

Pro Portion: Kalorien: 257; Fett: 24g; Kohlenhydrate: 5g; Ballaststoffe: 2g; Protein: 6g

COUSCOUS CEVAPCICI

Nährwerte: Kalorien: 172,9 kcal, Eiweiß: 4,7 Gramm, Fett: 3,8 Gramm, Kohlenhydrate: 28,8 Gramm

Für eine Portion benötigst du:
30 Gramm Couscous
60 ml heiße Gemüsebrühe
1 Kartoffel, fein gerieben
2 Knoblauchzehen, gehackt
1/2 TL Paprikapulver
1 Messerspitze Cayenne-Pfeffer
1/2 TL Oregano
etwas Salz
1 EL Petersilie, gehackt
Öl zum Backen

So bereitest du dieses Gericht zu:
Alle Zutaten vermengen und für 15 Minuten quellen lassen. Mit feuchten Händen Cevapcici formen und diese im Öl braten oder frittieren.

ASIATISCHE NUSS- MISCHUNG

Nährwerte:

- Kalorien: 687,3 kcal
- Eiweiß: 23,1 Gramm
- Fett: 56,2 Gramm
- Kohlenhydrate: 17,1 Gramm

Für eine Portion benötigst du:

- 50 Gramm Erdnüsse
- 50 Gramm Cashew Nüsse
- 1 EL Kokosöl
- 1/2 TL Ingwer gerieben
- 1 TL Palmzucker
- 2 Limettenblätter in Streifen geschnitten
- 2 getrocknete Chili
- Salz
- Abrieb einer Limette

So bereitest du dieses Gericht zu:

Alle Zutaten in einer Pfanne gut rösten, auskühlen lassen und snacken.

BUDDHA BOWL

Für: 1 Personen
Schwierigkeitsgrad: normal
Dauer: 25 Minuten Gesamtzeit

Zutaten

50g Sobanudeln
70g Räuchertofu
3 Champignons
1 rote Paprika
1 TL Kokosöl
30 g Cashews
1Knoblauchzehe
1 Limette
50ml Wasser (bei Bedarf etwas mehr)
40g Babyspinat
10g Coconut Chips
Salz, Pfeffer, Sesam nach Belieben

Zubereitung

Sobanudeln nach Packungsanweisung zubereiten.
Tofu würfeln und die Champignons nach dem sie ordentlich geputzt sind vierteln. Paprika in dünne Streifen schneiden.
Kokosöl in einer Pfanne warm werden lassen und den Tofu und die Pilze darin anbraten, bis sie etwas braun werden. Mit Pfeffer würzen.
Eine Schüssel hernehmen und das Dressing zubereitung. Hierfür die Cashews zusammen mit

Knoblauch, Saft 1/4 Limette, Salz, Pfeffer und Wasser in einem Mixer mixen.

Babyspinat in eine Schüssel geben und sämtliches Gemüse darauf anrichten. Mit den Coconut Chips garnieren.

Fruchtfleisch der Avocado auslöffeln und in Scheiben schneiden. Dressing drüber träufeln.

Je nach Geschmack mit Sesam und 1/4 Limette dekorieren.

KICHERERBSEN-FRÜHSTÜCKS-BOWL

Für 2 Portionen
Zubereitungszeit: 30 Minuten
Schwierigkeitsgrad: leicht

Zutaten:
265 Gramm gegarte Kichererbsen
1 Avocado
1 Süßkartoffel
Koriander

GEWÜRZMISCHUNG:
1 Teelöffel Kreuzkümmel
1 Teelöffel Kurkuma
½ Teelöffel Kala Namak
½ Teelöffel Paprikapulver

Zusätzlich für Baba Ghanoush
3 Knoblauchzehen
1 Aubergine
3 Esslöffel Tahin
½ Teelöffel Kreuzkümmel
1 Messerspitze Pfeffer
1 Aubergine

Zubereitung:
1. Aubergine halbieren und mit Salz bestreuen. Abtupfen und auf ein Backblech legen. Die

Schnittfläche muss nach unten zeigen. Mehrmals mit der Gabel einstechen.

2. Süßkartoffel längs vierteln, in Scheiben schneiden und mit Salz und Pfeffer mischen. Auf das Backblech mit der Aubergine legen. Bei 200 Grad Ober- und Unterhitze 20 bis 30 Minuten backen.

3. Fruchtfleisch der Aubergine auslösen und mit den weiteren Zutaten für Baba Ghanoush im Mixer pürieren.

4. Kichererbsen zerquetschen und 5 Minuten braten. Mit Wasser und den Gewürzen eine Gewürzmischung bereiten und zu den Kichererbsen geben. Solange köcheln lassen, bis die Marinade verkocht ist. Unter die Kichererbsen 2 Esslöffel Baba Ghanoush rühren.

5. Kichererbsen mit in Scheiben geschnittener Avocado und dem Rest Baba Ghanoush anrichten.

QUINOA NACH MEXIKANISCHER ART

Ergibt 2 Portionen

Fertig in: 20min   Schwierigkeit: leicht

180g trockene Quinoa

1 Dose Mais

1 Dose Kidneybohnen

½ Zwiebel

½ rote Paprika

1 Dose gehackte Tomaten

1 EL Sesamöl

1 TL Zitronensaft

Chiliflocken

Paprikapulver, Oregano

Salz und Pfeffer

LOS GEHT´S

1. Quinoa nach Packungsanleitung zubereiten.
2. Zwiebel schälen und klein hacken.
3. Paprika waschen, Strunk entfernen, entkernen und in kleine Würfel schneiden.
4. Mais und Kidneybohnen abtropfen lassen.
5. Alle Zutaten in eine Schüssel geben und zum fertigen Quinoa hinzufügen.
6. Gehackte Tomaten, Sesamöl und Zitronensaft hinzufügen und alles gut vermischen.
7. Mit Chiliflocken, Salz, Pfeffer, Oregano und Paprikapulver abschmecken.

8. Servieren und genießen

CURRY-GLASNUDELSUPPE

In der thailändischen Küche findet man häufig Gerichte mit Curry – in diesem Rezept wird das Curry in einer Glasnudelsuppe zubereitet, während Süßkartoffeln den Geschmack abrunden.

Schwierigkeitsgrad: leicht
Portionen: 2
Zubereitungsdauer: 20 Minuten
Koch-/Backzeit: 15 Minuten

ZUTATEN

100 g Glasnudeln
400 ml Kokosmilch
800 ml Gemüsebrühe
1 Teelöffel Ingwer
1 Esslöffel Limettensaft
1 Esslöffel Sojasauce
2 Esslöffel rote Currypaste
1 Handvoll Korianderblätter
1 Handvoll Sojasprossen
1 Süßkartoffel
1 Zwiebel
2 Knoblauchzehen
2 Pak Choi

ZUBEREITUNG

Den Pak Choi zunächst einmal unter fließendem, lauwarmen Wasser abspülen um ihn anschließend in dünne Streifen zu schneiden – dabei den grünen Teil zur Seite stellen.

Den Knoblauch schälen und zusammen mit dem Koriander fein hacken, die Süßkartoffel hingegen in kleine Würfel schneiden. Die Zwiebel erst schälen, dann in zwei Hälften zu teilen und in dünne Scheiben zu schneiden.

Eine kleine Menge Öl in einen großen Topf geben, auf mittlerer Hitze erhitzen und den gehackten Knoblauch hinzugeben. Diesen anbraten bis er glasig wird.

In der Zwischenzeit den Ingwer schälen und fein hacken, dann zusammen mit der roten Currypaste zum glasig angebratenen Knoblauch geben und für einen Moment mitkochen.

Den Topfinhalt dann mit der Gemüsebrühe aufgießen und die gewürfelte Süßkartoffel sowie den weißen Teil des Pak Choi unterrühren und für weitere 5 Minuten mitgaren.

Im Anschluss die Kokosmilch, die Sojasauce sowie den Zitronensaft unterrühren. Dann die Nudeln und den beiseite gestellten grünen Teil des Pak Chois ebenfalls in den Topf geben und für etwa 3 Minuten aufkochen.

Die fertigen Curry-Glasnudeln auf Tellern verteilen und darauf als Garnitur den übrigen Koriander, die Sojasprossen sowie die Zwiebelscheiben drapieren.

SCHOKOLADE ZUM TRINKEN

Stressiger Tag im Büro? Gesunde Nervennahrung für unterwegs? Dann kommt hier genau das richtige Rezept für dich!

Zutaten:

0,5 Liter Hafermilch oder Mandelmilch

10 Datteln ohne Stein

3 EL Kakaopulver ohne Zucker

1 Prise Salz, etwas Zimt und Vanille

Zubereitung:

Mixe alle Zutaten gut zusammen bis ein cremiger Drink entsteht. Du magst es exotisch? Dann versuche es zusätzlich mit einer Prise Chili in der Trinkschokolade.

Müsliriegel

Zubereitungszeit: 20 Minuten

12-15 Riegel

Zutaten:

100 g Haferflocken

60 g Sonnenblumenkerne

60 g Kürbiskerne

60 g Sesam

1 TL geschrotete Leinsamen

1 TL Zimt

100 ml Olivenöl
100 ml Reissirup
Salz

Zubereitung:

Olivenöl gemeinsam mit dem Reissirup in einer Pfanne bei niedriger Temperatur erwärmen und den Zimt sowie eine Prise Salz einrühren.

In einer separaten Pfanne Haferflocken, Sonnenblumenkerne, Kürbiskerne und Sesam für 3-4 Minuten anrösten. Danach zur Olivenöl-Reissirup-Mischung geben und alles gut miteinander vermengen. Zuletzt die geschroteten Leinsamen unterheben.

Ein Backblech mit einem Stück Backpapier auslegen und die Riegelmasse gleichmäßig auf dem Blech verteilen. Für mindestens 20 Minuten auskühlen lassen.

In 12-15 Riegel schneiden und servieren oder vollständig auskühlen lassen und in einer verschließbaren Box aufbewahren.

GEFÜLLTE ZUCCHINI MIT COUSCOUS

Kalorien: 190,6 kcal | Eiweiß: 7,4 g | Fett: 1,7 g | Kohlenhydrate: 35,2 g

Zubereitungszeit: 40 Minuten

Zutaten für eine Portion:

100 ml heiße Gemüsebrühe | 40 Gramm Couscous | 1 TL Harissa Gewürzmischung | eine Prise Piment gemahlen | 1 EL Basilikum gehackt | 1 EL Pinienkerne | 1 Zucchini | 100 Gramm stückige Tomaten aus der Dose | 1/2 TL Rosmarin gehackt | Salz | Pfeffer | eine Messerspitze Vanillezucker

Zubereitung:

Die Brühe aufkochen, den Couscous einrühren mit Harissa und Piment würzen, drei Minuten kochen lassen, vom Herd nehmen und für 10 Minuten ziehen lassen. Den Basilikum und die Pinienkerne einrühren. Die Zucchini halbieren, leicht auskratzen und den Couscous einfüllen. In eine Auflaufform geben und mit den Tomaten übergießen. Mit Rosmarin, Salz, Pfeffer und Vanillezucker bestreuen. Den Ofen auf 180° Celsius aufheizen und die Zucchini bei Ober- und Unterhitze für 20 Minuten backen.

RATATOUILLE

Das Ratatouille ist ein geschmorter Gemüseeintopf, der seine Wurzeln im Süden Frankreichs hat. Dort wird das Ratatouille warm und kalt gegessen, oft als Vorspeise.
In der Regel werden Auberginen zuerst gesalzen, damit dem Gemüse die Bitterstoffe und Flüssigkeit entzogen werden.

Bei einem Eintopf ist das unnötig. Die Bitterstoffe wurden weggezüchtet, beim Eintopf macht ein bisschen mehr Flüssigkeit nichts aus.
Anders sieht es aus, wenn man Auberginen braten oder überbacken will.

3 Portionen
1 mittelgroße Aubergine
2 mittelgroße Zucchini
2 große rote Paprikaschoten
2 große gelbe Paprikaschoten
1 große Dose geschälte Tomaten in Stücke
1 große Gemüsezwiebel
4 Knoblauchzehen
1 TL frischer Rosmarin
1 EL frischer Thymian
2 EL brauner Zucker
100 ml Olivenöl
1/2 Tube Tomatenmark
Salz und Pfeffer

Die Auberginen salzen und mindestens 10 Minuten stehen lassen. Danach das überflüssige Wasser vorsichtig entfernen. Währenddessen das gewaschene Gemüse und die Zwiebel in Würfel schneiden, die Kräuter und den Knoblauch fein hacken.

In einem Topf etwas Olivenöl erhitzen und Zwiebel und Zucchini hineingeben. Dann Paprika und als letztes die Aubergine hinzugeben und für 5 Minuten braten. Das Tomatenmark unterrühren und mit Salz und Pfeffer abschmecken.

Den Knoblauch und die Kräuter, sowie die geschälten Tomaten und etwas Zucker dazugeben. Das Ratatouille bei mittlerer Hitze rund 20 Minuten köcheln lassen und bei Bedarf ein wenig Wasser aufgießen.

Das Gemüse sollte noch bissfest ist. Am besten schmeckt das Ratatouille mit frischem Brot oder Reis.

LINSENSALAT

Zubereitungszeit: **10 Minuten**

Portionen: **2**

Zutaten:
- 150 g Berglinsen
- 1 rote Zwiebel, gewürfelt
- Etwas Salz
- 1 Karotte, gewürfelt
- 1 EL Olivenöl
- ½ Petersilie, gehackt

Für das Dressing:
- Salz und Pfeffer
- 1 EL Rapsöl
- 1 EL heller Balsamicoessig
- 1 TL Agavendicksaft
- ¼ TL Paprikapulver
- 1 EL Apfelessig

Zubereitung:
Zwiebelwürfel in einer Pfanne mit Öl anbraten. Linsen abwaschen und mit etwas Salz in 400 ml Wasser kochen. Dann für 25 Minuten köcheln lassen und anschließend abgießen.

Alle Zutaten für das Dressing miteinander verrühren, in ein kleines, verschließbares Gefäß geben und durchschütteln.

Linsen mit Karottenwürfeln vermischen und das Dressing unterrühren. Auf Tellern verteilen. Petersilie hacken und drüberstreuen.

PIKANT GEWÜRZTES GRANOLA

Portionen: **2** - VORBEREITUNG: **15 MINUTEN** – ZUBEREITUNG: **25 MINUTEN**   Einfach

Perfekt um es über Salate und Suppen zu streuen

160° Backen

- 350g Hafer
- 100g gemischte Samen
- 80g Erdnüsse
- 250g Kichererbsen in Dosen
- 1 ½ TL Chiliflocken
- 2 TL Kurkuma

68)   1)   Ofen auf 160°C vorheizen.

2)   Hafer, gemischte Samen, Erdnüsse und Kichererbsen zusammen mit Chiliflocken, Kurkuma und gemahlenen Kreuzkümmel in einem Backblech geben. Salz und Rapsöl unterrühren.

3)   Für 25-30 Minuten unter paar Mal rühren backen

69)

Pro Portion: Kalorien: 175; Fett: 10g; Kohlenhydrate: 15g; Ballaststoffe: 3g; Protein: 5g

CHILI A LA VEGGIE

Nährwerte: Kalorien: 169,8 kcal, Eiweiß: 7,9 Gramm, Fett: 6,2 Gramm, Kohlenhydrate: 19,4 Gramm

Für eine Portion benötigst du:
30 Gramm Pastinake
1 Zwiebel
1 TL Öl
1 Chili, gehackt
1 TL Tomatenmark
1/2 TL Paprikapulver, scharf
50 Gramm Brokkoli
50 Gramm Bohnen
2 EL Mais
150 Gramm passierte Tomaten
1/2 TL Oregano
1 TL Ahornsirup
Salz

So bereitest du dieses Gericht zu:
Pastinaken und Zwiebel würfeln und zusammen mit der Chili im Öl gut anrösten. Tomatenmark und Paprikapulver mitrösten. Brokkoli und Bohnen sowie Mais hinzugeben und mit passierten Tomaten aufgießen. Mit Oregano, Ahornsirup und Salz abschmecken und bei kleiner Hitze für 8 Minuten köcheln lassen.

COUSCOUS- CEVAPCICI

Nährwerte:

- Kalorien: 172,9 kcal
- Eiweiß: 4,7 Gramm
- Fett: 3,8 Gramm
- Kohlenhydrate: 28,8 Gramm

♟

Für eine Portion benötigst du:

- 30 Gramm Couscous
- 60 ml heiße Gemüsebrühe
- 1 Kartoffel fein gerieben
- 2 Knoblauchzehen gehackt
- 1/2 TL Paprikapulver
- 1 Messerspitze Cayenne Pfeffer
- 1/2 TL Oregano
- etwas Salz
- 1 EL Petersilie gehackt
- Öl zum Backen

♙

So bereitest du dieses Gericht zu:

Alle Zutaten vermengen und für 15 Minuten quellen lassen. Mit feuchten Händen Cevapcici formen und diese im Öl braten oder frittieren.

RATATOUILLE

Für: 6 Personen
Schwierigkeitsgrad: normal
Dauer: 70 Minuten Gesamtzeit

Zutaten

2 Auberginen
5 Esslöffel Olivenöl
2 rote Zwiebeln
4 Knoblauchzehen
2 rote Paprikaschoten oder 1 rote und 1 gelbe
1 Fenchelknolle
3 große Zucchini
4 große reife Tomaten
2 Teelöffel Kräuter de Provence
SALSA VERDE (OPTIONAL)
1 kleine Handvoll Basilikum
1 kleine Handvoll Blattpetersilie
1 kleine Handvoll Koriander
1 kleine Handvoll Minze
1 Knoblauchzehe
1 Teelöffel Kapern
4-5 Esslöffel Olivenöl

½ Zitrone

Zubereitung

Den Grill zu hoch vorheizen.

Die Auberginen in 1 cm dicke Scheiben schneiden, auf ein Backblech legen und mit 1 Esslöffel Öl bestreichen.

Grill für 10 bis 12 Minuten, bis goldbraun. Die Scheiben umdrehen, mit einem weiteren Esslöffel Öl bestreichen und 5 bis 8 Minuten grillen, bis sie goldbraun sind.

Die Zwiebeln schälen und in feine Stücke schneiden, den Knoblauch schälen und fein schneiden, dann die Paprika und den Fenchel entkernen und in Scheiben schneiden. Die Zucchini in 1 cm große Stücke schneiden.

In einer großen Pfanne das restliche Öl bei mittlerer Hitze erhitzen. Fügen 6. Sie die Zwiebeln hinzu und kochen Sie für 5 Minuten, bis sie anfangen zu erweichen und golden zu werden.

Fügen Sie den Knoblauch hinzu und kochen Sie für ein paar Minuten, fügen Sie dann die Pfeffer, Fenchel und Zucchini hinzu, und kochen Sie für 5 bis 8 Minuten, bis sie anfangen zu erweichen.

Mit einem Messer ein Kreuz in die Basis jeder Tomate einkerben. Setzen Sie sie in eine Schüssel, bedecken Sie mit kochendem Wasser und lassen Sie für eine Minute gehen. Entfernen Sie mit einem Schaumlöffel und schälen Sie die Haut.

Die Tomaten halbieren und die Samen mit einem Löffel entfernen. Die Tomaten grob hacken und mit der Aubergine und den Kräutern der Provence in die Pfanne geben.

Senken Sie die Hitze, decken Sie die Pfanne mit einem festen Deckel und köcheln Sie etwa 20 Minuten lang, bis das Gemüse durchgegart ist. Nach Geschmack würzen.

Um die Salsa verde zu machen, entfernen Sie alle harten Kraut Stiele und schälen Sie den Knoblauch, dann verwenden Sie einen Stößel und Mörser, um die Kräuter und Knoblauch zu einer Paste zu mahlen, fügen Sie ein wenig Meersalz, um den Prozess (oder Blitz in einer Küchenmaschine) zu helfen.

Crush in den Kapern. Das Öl unterrühren, die Zitronenschale fein reiben und den Saft hineindrücken. Wenn nötig, Öl oder Saft hinzufügen, um einen 13. Geschmack und eine Textur zu erhalten, die Ihnen gefallen. Nach Geschmack würzen.

Servieren Sie die Ratatouille in Schüsseln mit einem Löffel Salsa Verde.

KOHL THAILÄNDISCH

Für 2 Portionen
Zubereitungszeit: 30 Minuten
Schwierigkeitsgrad: leicht

Zutaten:
100 Gramm Rotkohl
½ Weißkohlkopf
2 Karotten
1 Limette

Für die Sauce:
2 Esslöffel Sriracha-Sauce
5 Esslöffel Sojasauce
3 Esslöffel Ketchup vegan
½ Esslöffel Honig
1 Esslöffel Ingwer, frisch gerieben

Zubereitung:
1. Kohl und Karotten in sehr feine Streifen schneiden und Weißkohl ohne Fett erhitzen. Kohl etwa 10 Minuten anbraten, dann die Sauce bereiten.
2. Sauce, Rotkohl und Karotten dazugeben. Limette in Scheiben schneiden und Kohlgericht mit Limettenscheiben anrichten.

TOMATEN-MANGOLDSAUCE

Ergibt 2 Portionen

Fertig in: 30min   **Schwierigkeit: leicht**

300g Vollkornnudeln	1EL Tomatenmark
3 große Tomaten	75ml Wasser
300g Mangold	2EL Sesamöl
1 mittelgroße Zwiebel	Salz und Pfeffer

LOS GEHT'S

1. Nudeln nach Packungsanleitung zubereiten.
2. Tomaten waschen, Strunk entfernen, leicht einritzen und etwa 1 Minute in kochendes Wasser geben. Schale abziehen und geschälte Tomaten in kleine Stücke schneiden.
3. Mangold putzen, waschen und Stiele abschneiden. Stiele in kleine Stücke schneiden und Mangoldgrün grob hacken.
4. Zwiebeln schälen und klein hacken
5. Öl in einer Pfanne erhitzen. Zwiebeln und Mangoldstiele andünsten.
6. Tomatenstücke, Tomatenmark und Wasser hinzugeben.

7. Mit Salz und Pfeffer würzen. Anschließend bei mittlerer Hitze 10 min köcheln lassen.
8. Nudeln in die Pfanne geben. Mit Salz und Pfeffer abschmecken.
9. Servieren und Genießen.

KÜRBISSUPPE LAS JAMAIQUINAS

Eine Kürbissuppe der besonderen Art, die durch den außergewöhnlichen Geschmack der Jamaikanischen Küche besticht.

Schwierigkeitsgrad: mittel
Portionen: 2
Zubereitungsdauer: 60 Minuten
Koch-/Backzeit: 60 Minuten

ZUTATEN

60 g Kartoffeln
60 g Süßkartoffeln
60 g Wasserbrotwurzeln / Taro
60 g Yamswurzeln
100 g Mehl
2 Esslöffel Gemüsebrühe (alternativ Jamaican Green Seasoning)
½ Dose Kokosmilch
1 Stiel Thymian
½ Prise Salz
½ Frühlingszwiebel
½ gelbe Pfefferschote
½ Hokkaidokürbis
1 Maiskolben
1 Möhre
5 Okraschoten

ZUBEREITUNG

Mit der Vorbereitung des Hokkaidos beginnen. Diesen dafür zunächst gründlich unter lauwarmen fließenden Wasser abwaschen, aufschneiden und das Fruchtfleisch in kleine Stückchen schneiden. Die Kürbisstücke in einen Topf geben und vollständig mit Wasser bedecken. Das Ganze dann auf höchster Stufe kochen lassen bis sich eine cremige Masse ergibt.

Unterdessen die weiteren Zutaten vorbereiten – die Frühlingszwiebeln zunächst ebenso abwaschen, dann die Enden abtrennen. Die Möhre mithilfe eines Sparschälers schälen und in kleine Scheiben schneiden. Den Maiskolben in Griffweite legen und die Kartoffeln genau wie die Möhre schälen und in kleine Stücke schneiden.

Aufgrund der Tatsache, dass sich das Taro und die Yams schnell zu verfärben beginnen, ist es wichtig, diese beiden Zutaten erst später zu schälen um sie dann unverzüglich der Suppe hinzuzugeben.

Für den Teig zur Herstellung der Dumplings zunächst 100 Gramm Mehl zusammen mit einer halben Prise des Salzes in einer Schüssel zusammen mit einer ¼ Tasse kaltem Wasser verkneten. Der entstehende Teig sollte dabei eine feste, jedoch nicht klebrige Konsistenz ergeben. Jedoch sollte bei der Zugabe des Wassers vorsichtig vorgegangen und lieber mit kleinen Mengen bis zur Wunschkonsistenz gearbeitet werden als alles auf einmal hinzuzugeben.

Nach diesen Arbeitsschritten sollte der Kürbis im Topf zu einer cremigen Masse zerkocht sein. An diesem Punkt dann die übrigen vorbereiteten Zutaten mit in den Topf geben.

Dann wieder den Dumplings widmen und sie zu kleinen Teigröllchen verarbeiten oder sie in runde, etwa 1 Zentimeter dicke Scheiben mit einem Durchmesser von circa 4 Zentimetern formen. Die Dumplings sollten in jedem Fall noch eine Größe besitzen, die gut zu verzehren ist. Im Anschluss dann mit in den Topf geben und zusammen mit den anderen Zutaten kochen bis die Kartoffeln ihren Garpunkt erreicht haben.

Erst dann ein Stück des Yams und des Taros schälen, klein schneiden – dasselbe mit den vorher gereinigten Okraschoten wiederholen. Die drei Zutaten dann gemeinsam mit einem Stiel Thymian in den Topf geben. Wird der Stiel des Thymians mitgekocht so entfaltet sich ein noch intensiveres Aroma.

Anschließend die Pfefferschote auf mittlerer Hitze mitkochen lassen bis sowohl die Kartoffeln als auch die Yams eine weiche Konsistenz erhalten. Sobald dies der Fall ist die Herdplatte auf niedrige Hitze stellen und den gesamten Topfinhalt zu einer cremigen Suppe köcheln lassen. Dann vom Herd ziehen und für rund 5 Minuten durchziehen lassen.

Zuletzt noch vorsichtig die Pfefferschote sowie den Stiel des Thymians entfernen und vor dem Servieren nur noch die Thymianblätter zurück in den Topf geben und unterrühren.

AVOCADO MIT SALZ

Zum Abschluss kommt jetzt ein ganz einfaches Rezept, welches immer und überall geht.

ZUTATEN:

1 Avocado

Salz und Pfeffer

ZUBEREITUNG:

1. Schneide die Avocado längs auf, entferne den Kern und transportiere die Hälften in einer Dose.

2. Zum Essen streust du noch etwas Salz und Pfeffer drüber - fertig!

KÜRBISGULASCH

Kalorien: 351,6 kcal | Eiweiß: 10,7 g | Fett: 8,3 g | Kohlenhydrate: 56,2 g

Zubereitungszeit: 50 Minuten

Zutaten für zwei Portionen:

1 Zwiebel | 1 Kartoffeln | 30 Gramm Petersilienwurzel | 1 TL Rapsöl | 1 TL Tomatenmark | 1 TL Paprikapulver geräuchert | eine Messerspitze Paprikapulver scharf | 2 EL Himbeeressig | 300 ml Gemüsebrühe | 1 Lorbeerblatt | 1/2 TL Rosmarin | 1/2 TL Thymian | eine Prise Zimt gemahlen | 250 Gramm Hokkaido Kürbis | Salz | Pfeffer | 50 ml vegane Sahne | 2 TL Petersilie gehackt zum Bestreuen

Zubereitung:

Zwiebel, Kartoffel und Petersilienwurzel klein würfeln und im Rapsöl anrösten. Tomatenmark und Paprikapulver mitrösten und mit dem Essig ablöschen. Mit der Brühe aufgießen und Lorbeerblatt, Rosmarin, Thymian und Zimt hinzugeben. Den Kürbis würfeln und in den Topf geben. Salzen, pfeffern und mit der Sahne verfeinern. Für 30 Minuten garen, anrichten und mit der Petersilie bestreuen.

SPARGEL-PILZ-NUDELN MIT SESAM

2 Portionen
175 gr Shiitake oder Champignons
275 gr Spargel
3 EL Erdnussöl
1 Frühlingszwiebel
etwas Salz

Für die Sauce
1 EL Erdnussmus
5 EL Tahin
2 EL Sojasauce
1 EL geriebener Ingwer
1 TL Sriracha oder Chiliöl
2 Zehen Knoblauch
1 ½ EL Essig
½ TL gemahlener Szechuan Pfeffer

Und
100 gr tiefgekühlter Edamame
200 gr Mie-Nudeln
1 EL gerösteter Sesam
4 EL Microgreens

Schneiden Sie zuerst die Spargelenden ab und
schneiden die Stangen dann in etwa 2 cm. Lange
Stücke. Zupfen Sie die Pilze grob und schneiden Sie die
Frühlingszwiebel in feine Ringe.

Danach geben Sie das Öl in eine heiße Pfanne und braten die Pilze für etwa 5 Minuten bei mittlerer bis hoher Hitze. Geben Sie anschließend die Frühlingszwiebel und den Spargel dazu und schmoren Sie alles bei mittlerer Hitze weiter. Rühren Sie gelegentlich um du würzen Sie alles mit Salz.

Im Anschluss reiben Sie den Ingwer und den Knoblauch fein. Rühren Sie beides unter Zugabe von 200 ml Wasser gemeinsam mit den restlichen Zutaten für die Sauce glatt.

Bereiten Sie die Mie-Nudeln laut Packungsanweisung zu. Heben Sie die Hälfte der Sauce sowie Edamame unter die Nudeln. Geben Sie das Gemüse dazu und vermengen Sie alles gut miteinander.

Die restliche Sauce geben Sie kurz vorm Servieren über die Nudeln und toppen diese noch zusätzlich mit den Microgreens und dem gerösteten Sesam.

KARTOFFELSALAT

Zubereitungszeit: **10 Minuten**

Portionen: **4**

Zutaten:
- 50 g schwarze Oliven, gehackt
- 1 rote Zwiebel, gewürfelt
- 750 g Kartoffeln
- Salz
- 2 Bündel Petersilie, gehackt
- 2 EL Kapern, gehackt

Für das Dressing:
- 2 TL Sumach
- 4 EL Olivenöl
- 1 EL Rotweinessig
- 1 EL Zitronensaft
- Salz
- 1 Knoblauchzehe, gepresst
- 1 TL Senf

Zubereitung:
Kartoffeln in einem Topf mit Salz kochen lassen. Nach 25 Minuten das Wasser abgießen, Kartoffeln abkühlen lassen und die Haut abziehen. Anshcließend in Scheiben schneiden.

Die Zutaten für das Dressinf in einer Schüssel vermischen.

Zwiebel, Kapern, Oliven und Ptersilie über den Kartoffeln verteilen und würzen. Dressing drübergießen und servieren.

KNUSPRIGER TOFU

Portionen: **4** - VORBEREITUNG: **10 MINUTEN** – ZUBEREITUNG: **10 MINUTEN**

Diese einfache japanisch inspirierte Beilage ist alles andere als langweilig. Schmeckt dezent süß.

Kochen
- 200g fester Tofu
- 1 EL Shichimi.Tgarashi Gewürzmischung
- ½ EL Maismehl
- 1 EL Sesamöl
- 1 EL Pflanzenöl
- 200g Brokkoli
- 100g Zuckerschoten
- 4 Radieschen, in dünne Scheiben geschnitten
- 2 Frühlingszwiebeln
- 3 Kumquats, in dünne Scheiben geschnitten

Dressing:
- 2 EL salzarme japanische Sojasauce
- 1 EL Limetten- und Grapefruitsaft
- 1 TL Puderzucker
- 1 kleine Schalotte, fein gewürfelt
- 1 TL geriebener Ingwer
-

1) Tofu halbieren, gut in Küchenpapier einwickeln und auf einen Teller legen. Wasser ausdrücken. In Scheiben schneiden.

2) Sesam, japanische Gewürzmischung und Maismehl eine Schüssel vermengen. Über Tofu streuen und beiseitelegen.

3) In einer kleinen Schüssel Zutaten für Dressing mischen und beiseitestellen.

4) In einem Topf Wasser kochen und Brokkoli, Zuckerschoten 2-3 Minuten kochen. Abgießen und in zwei Teller verteilen.

5) In einer Pfanne Öl erhitzen und Tofu dazugeben. Jede Seite 1 Minute braten.

6) Tofu über das Dressing servieren und Radieschen, Frühlingszwiebel und Kumquats darüber streuen.

Pro Portion: Kalorien: 528; Fett: 3g; Kohlenhydrate: 24g; Ballaststoffe: 12g; Protein: 27g

TOFU-RAGOUT MIT KÜRBIS

Nährwerte: Kalorien: 492,6 kcal, Eiweiß: 15,5 Gramm, Fett: 29,2 Gramm, Kohlenhydrate: 38,3 Gramm

Für eine Portion benötigst du:
1/2 Zwiebel
50 Gramm Kürbis
50 Gramm Kartoffeln
1 TL Öl
1 TL Paprikapulver, geräuchert
100 Gramm Tofu, gewürfelt
150 ml Soja-Sahne
1 Prise Kreuzkümmel, gemahlen
1 Prise Zimt
1 EL Petersilie, gehackt
Salz und Pfeffer

So bereitest du dieses Gericht zu:
Zwiebel, Kürbis und Kartoffeln würfeln und im Öl anbraten. Paprikapulver kurz mitrösten und den Tofu hinzugeben. Mit der Soja-Sahne aufgießen und mit Kümmel, Zimt, Petersilie, Salz und Pfeffer würzen. Alles für 10 Minuten bei mittlerer Hitze köcheln lassen.

AUFLAUF MIT MÖHREN UND ORANGEN

Nährwerte:

- Kalorien: 485 kcal
- Eiweiß: 5,1 Gramm
- Fett: 34,1 Gramm
- Kohlenhydrate: 35,8 Gramm

Für eine Portion benötigst du:

- 150 Gramm Möhren
- 1 Orange filetiert
- 1/2 cm Ingwer gerieben
- 2 Knoblauchzehen gehackt
- 1/2 TL Thymian
- 1 Chili gehackt
- 1 Prise Kümmel gemahlen
- 100 ml Kokosmilch
- 1 EL Kokosraspeln
- Salz und Pfeffer

So bereitest du dieses Gericht zu:

Die Möhren in Scheiben schneiden und mit den Orangen in eine Auflaufform geben. Mit den Gewürzen und Kräutern bestreuen und mit der Kokosmilch übergießen. Mit den Kokosraspeln bedecken und im Ofen bei 180° Celsius für 30 Minuten backen.

KARTOFFELAUFLAUF

Für: 2 Personen
Schwierigkeitsgrad: normal
Dauer: 55 Minuten Gesamtzeit

Zutaten

1kg Kartoffeln
250ml Sojasahne
50ml Wasser
1Stk Zwiebel
3Stk Knoblauchzehen
1Msp Muskatnuss
1TL Salz
1Prise Pfeffer

Zubereitung

Backofen auf 220 Grad vorheizen.
Alle Kartoffeln schälen, waschen und in Scheiben schneiden.
Knoblauch und Zwiebel schälen und fein hacken.
Zwiebel und Knoblauch in eine Auflaufform geben und dann die Kartoffeln dazu geben. Alles salzen und pfeffern.
Sojasahne und Wasser mit Salz, etwas Pfeffer und Muskat würzen, verrühren und über den Kartoffeln verteilen.

Abschließend den Auflauf 40 Minuten im Backofen ausbacken.

SOMMERROLLEN

Für dieses Rezept benötigst du einen Food Prozessor.

Für 2 Portionen
Zubereitungszeit: 25 Minuten
Schwierigkeitsgrad: leicht

Zutaten:
Für die Sommerrollen:
6 Reisblätter
3 Möhren
1 Avocado
1 Mango
1 Gurke
½ Rotkohlkopf
1 kleiner Eisbergsalat
2 Frühlingszwiebeln
Etwas frische Minze
1 Esslöffel schwarzer Sesam

Für die Erdnusssauce:
2 Esslöffel Erdnussbutter
1 Esslöffel Kokosmilch
1 Esslöffel Sojasauce
3 Teelöffel Reisessig
2 Teelöffel Ahornsirup
1 Knoblauchzehe

1 kleines Stück Ingwer

Zubereitung:

1. Alle Zutaten für die Sauce im Food Processor mixen. Aus der Avocado das Fruchtfleisch lösen und in Streifen schneiden. Mango, Möhren und Gurke schälen und in Streifen schneiden. Eisbergsalat und Rotkohl in Streifen, Frühlingszwiebel in Ringe schneiden.

2. Reisblätter anfeuchten. Zutaten gleichmäßig darauf verteilen und vollständig in die Reisblätter einrollen. Mit Sesam bestreuen.

APFELMUS MIT ZIMT

Ergibt 4 Portionen

Fertig in: 15min	**Schwierigkeit: leicht**

750g Äpfel	2 Msp. Stevia
5 EL Wasser	Zimt

LOS GEHT´S

1. Äpfel waschen, Stiel entfernen, entkernen und in kleine Stücke schneiden.
2. Mit Wasser und Stevia etwa 10 bis 15 Minuten köcheln lassen bis die Äpfel weich sind.
3. Dann mit einem Zauberstab pürieren und mit Zimt servieren und genießen.

Bohnentopf

Ein leckerer Eintopf mit verschiedenen Bohnensorten, Basilikum und leckeren Tomaten – ein super Gericht, wenn es mal ein wenig schneller gehen soll!

Schwierigkeitsgrad: leicht
Portionen: 2
Zubereitungsdauer: 20 Minuten

ZUTATEN

400 g Tomaten aus der Dose

250 ml Gemüsebrühe

1 Teelöffel Harissa (Chilipaste)

2 Esslöffel Aceto balsamico

2 Esslöffel Olivenöl

1 Dose rote Kidneybohnen (Abtropfgewicht 250 Gramm)

1 Dose weiße Riesenbohnen (Abtropfgewicht 240 Gramm)

2 Handvoll Basilikumblättchen

1 Knoblauchzehe

1 Zucchini

2 Frühlingszwiebeln

Salz

Pfeffer

Thymian, getrocknet

ZUBEREITUNG

Die Frühlingszwiebeln unter fließendem lauwarmen Wasser abspülen und ihre Enden abschneiden. Die Frühlingszwiebeln selbst in dünne Ringe schneiden. Dann den Knoblauch schälen und diesen in kleine Stücke zerhacken. Die Zucchini ebenfalls unter lauwarmen Wasser abspülen, der Länge nach halbieren und anschließend in dünne Scheiben schneiden. Das Öl in einen Topf geben und auf Temperatur bringen, darin im Anschluss das kleingeschnittene Gemüse für etwa 3 bis 4 Minuten unter mehrmaligem Rühren auf mittlerer Hitze anbraten.

Derweil die Kidneybohnen und die weißen Riesenbohnen in ein Sieb abgießen und mit kaltem Wasser ein wenig abspülen, dann abtropfen lassen und zusammen mit den Tomaten aus der Dose zum anderen Gemüse in den Topf geben. Die Tomaten im Topf dann mithilfe einer Gabel grob zerdrücken.

Die Gemüsebrühe angießen und nachfolgend das Basilikum abspülen sowie in dünne Streifen schneiden. Die Basilikumblättchen dann zusammen mit dem Essig sowie dem Harissa in den Topf geben und mit dem Gemüse verrühren.

Den Topfinhalt mit Salz, Pfeffer sowie dem Thymian kräftig würzen und so für etwa 6 bis 8 Minuten auf mittlerer Hitze köcheln lassen.

Zum Schluss dann den Bohnentopf noch einmal abschmecken und mit den übrigen Basilikumblättern garniert servieren.

GEMÜSEMUFFINS

Zubereitungszeit: 60 Minuten
10-12 Muffins

Zutaten:
280 g Dinkelmehl
180 ml Reismilch
500 g Butternutkürbis
30 g frischer Babyspinat
½ kleine Zucchini
50 g getrocknete Tomaten
2 EL geschrotete Leinsamen
4 EL Wasser
1 EL Kürbiskerne
1 TL Olivenöl
1 TL süßes Paprikapulver
Frische Petersilie
Salz und Pfeffer

Zubereitung:

Ofen auf 200 Grad Ober- und Unterhitze vorheizen.
Kürbis waschen, schälen und vierteln. Kerne herauslösen und das Fruchtfleisch in kleine Würfel schneiden.

Ein Backblech mit einem Stück Backpapier auslegen und die Kürbiswürfel gleichmäßig auf dem Blech verteilen. Mit Olivenöl beträufeln und mit ein wenig Salz und Pfeffer bestreuen.

Auf mittlerer Schiene für 15-20 Minuten garen lassen. Danach aus dem Ofen holen und für 10 Minuten abkühlen lassen. Ofen danach anlassen.

Leinsamen und Wasser in ein Schälchen füllen und zur Seite stellen.

Während der Kürbis abkühlt, den Spinat waschen, welke Blätter entfernen und grob zerhacken. Zucchini waschen und mit einer Reibe fein raspeln. Getrocknete Tomaten in kleine Stücke schneiden. Alle drei Zutaten gemeinsam mit den Kürbiswürfeln in eine große Schüssel geben und gut miteinander vermengen.

Aufgequollene Leinsamen in einer separaten Schüssel mit dem Mehl, der Reismilch, dem Paprikapulver sowie etwas Salz und Pfeffer zu einer glatten Teigmasse verarbeiten. Wer kein Dinkel verträgt, greift auf eine glutenfreie Mehlmischung zurück.

Petersilie waschen, trocken schütteln und fein hacken.

Gemüse und Petersilie in die Teigmasse einarbeiten.

1. Ein Muffinblech mit Förmchen auslegen und den Teig gleichmäßig in den Förmchen verteilen. Jeden Muffin mit einigen Kürbiskernen garnieren.
2. Auf mittlerer Schiene für 15-20 backen.
3. Aus dem Ofen holen, vollständig auskühlen lassen und servieren.

PIKANTE GEBACKENE MÄUSE

Kalorien: 423,2 kcal | Eiweiß: 15,9 g | Fett: 2,7 g | Kohlenhydrate: 81,1 g

Zubereitungszeit: 50 Minuten

Zutaten für eine Portion:

100 Gramm Mehl | 10 Gramm Hefe | 1/2 TL Zucker | 50 ml lauwarme Hafermilch | 1 EL Kokosöl | 30 Gramm Brokkoli | 30 Gramm Blumenkohl | 30 Gramm Mais | 30 Gramm Erbsen | Salz | Chilipulver | 1 EL Kerbel fein gehackt | 1 Liter Kokosfett zum Frittieren

Zubereitung:

Das Mehl mit der Hefe, Zucker und der lauwarmen Milch sowie dem EL Kokosöl vermengen und für 20 Minuten rasten lassen. Das Gemüse klein hacken und mit dem Teig verkneten. Für weitere 10 Minuten rasten lassen und mit Salz, Chili und Kerbel würzen. Kleine, ovale Kugeln formen und diese im Kokosfett bei etwa 180° Celsius für 6 Minuten frittieren.

KOKOS PANNA COTTA

1 Portionen
400 ml Kokosmilch
40 gr brauner Zucker
1 Bio-Limette
4 grüne Kardamomkapseln
2 Kaffirlimettenblätter
½ TL Agar-Agar

Waschen Sie zuerst die Limette heiß, trocknen Sie sie ab und schneiden Sie sie dann in dünne Scheiben. Stoßen Sie dann die Kardamomkapseln im Mörser an, aber nur so, dass sie sich leicht öffnen, allerdings nicht ganz auseinanderfallen.
Kochen Sie danach die Kokosmilch mit den Kardamomkapseln, den Limettenscheiben, dem Zucker und den Limettenblättern auf und lassen Sie alles bei niedriger Hitze für etwa 20 Minuten köcheln.
Danach nehmen Sie das Gemisch vom Herd und lassen es für ca. 30 Minuten ziehen.
Entfernen Sie dann die Kardamomkapseln, die Limettenblätter und die Limettenscheiben und lassen Sie die Kokosmilch erneut aufkochen. Rühren Sie das Agar-Agar ein und lassen Sie es für etwa 1 Minute köcheln.

Anschließend gießen Sie die Masse durch ein feines Sieb in einen Messbecher. Vom Messbecher aus verteilen Sie nun das Panna Cotta auf vier kalt ausgespülte kleine Förmchen. Lassen Sie das Panna Cotta für etwa 5 Stunden im Kühlschrank fest werden.

Tauchen Sie die Förmchen vor dem Anrichten kurz in heißes Wasser und lösen Sie die Ränder vorsichtig mit einem Messer.

Zum Panna Cotta passt eine Himbeersauce perfekt dazu.

TÜRKISCHER, PROTEINREICHER BOHNENSALAT

Zubereitungszeit: **5 Minuten**

Portionen: **6**

Zutaten:
- 3 rote Zwiebeln, in Streifen geschnitten
- 1 Dose weiße Bohnen
- 1 Bund Petersilie, gehackt
- 4 El Brantweinessig
- 1 gepresste Zitrone
- ½ TL Salz
- 1 EL Tahini
- 6 EL Olivenöl
- ¼ TL Paprikapulver

Zubereitung:

Bohnen abtropfen lassen und in einer Schüssel mit den Zwiebeln und der Petersilie geben.

Die restlichen Zutaten miteinander vermengen und über die Bohnen gießen. Dann für 15 Minuten ziehen lassen und servieren.

VEGANER COLESLAW

Portionen: 8 – VORBEREITUNG: 25 MINUTEN – ZUBEREITUNG: 0 MINUTEN

Dieses Coleslaw Rezept kann man mit einfachen Zutaten in wenigen Minuten selber machen.

- 1 Knollensellerie (750g), in Stäbchen schneiden
- 2 grosse Karotten, in Stäbchen, schneiden
- 4 Frühlingszwiebel, fein geschnitten
- 2 Bok Choi, gehackt
- Handvoll Petersilie, gehackt
- Handvoll Koriander, gehackt
- 200g gefrorene Erbsen, gekocht und gekühlt
- Saft einer ½ Limette
- 3 EL Sonnenblumenöl
- 2 EL Weißweinessig   93)

1)   Zitronensaft, Sonnenblumenöl und Weißweinessig in eine Schüssel geben und gut verquirlen.

2)   Knollensellerie, Karotten, Frühlingszwiebeln, Bok Choy und Erbsen mischen. Mit Salz bestreuen

3)   5 Minuten ruhen lassen.

4)   Dressing über Gemüse gießen und Koriander sowie Petersilie unterrühren.

94)

Pro Portion: Kalorien: 83; Fett: 5g; Kohlenhydrate: **3g;** Ballaststoffe: **1g;** Protein: **3g**

DEFTIGE KARTOFFELSUPPE MIT VEGANER "WURST"

Nährwerte: Kalorien: 346,2 kcal, Eiweiß: 31,2 Gramm, Fett: 11,2 Gramm, Kohlenhydrate: 27,9 Gramm

Für eine Portion benötigst du:
1/2 Zwiebel
1 Knoblauchzehe
80 Gramm Kartoffeln
1 TL Rapsöl
1 Messerspitze Ingwer, gerieben
1 Messerspitze scharfes Paprikapulver
200 ml Gemüsebrühe
1/2 TL Majoran
1 Prise Piment, gemahlen
Salz und Pfeffer
1 vegane Wiener Wurst
1 EL Petersilie, gehackt

So bereitest du dieses Gericht zu:
Zwiebel, Knoblauch und Kartoffeln klein würfeln und im Rapsöl anrösten. Ingwer und Paprika hinzugeben und kurz mitrösten. Mit der Brühe aufgießen und mit Majoran, Piment, Salz und Pfeffer würzen. Alles für 10 Minuten köcheln lassen. Die Wiener Wurst in Stücke schneiden und in die Suppe geben. Für 2 Minuten ziehen lassen, anrichten und mit Petersilie bestreuen.

SPINAT MIT PFIFFERLINGEN

Nährwerte:

- Kalorien: 86,8 kcal
- Eiweiß: 2,4 Gramm
- Fett: 5,6 Gramm
- Kohlenhydrate: 6 Gramm

Für eine Portion benötigst du:

- 1 rote Zwiebel
- 2 Knoblauchzehen
- 50 Gramm Pfifferlinge
- 1 Chili gehackt
- 2 EL Kokosöl
- 1 Prise Rohrzucker
- 1/2 Spitzpaprika
- 20 Gramm Baby-Blattspinat
- 1 EL Sojasauce

So bereitest du dieses Gericht zu:

Alles Gemüse klein schneiden und mit dem Kokosöl im Wok anbraten. Mit Rohrzucker und Sojasauce würzen, den Blattspinat grob hacken, unterheben, für 5 Minuten braten und anrichten.

ZITRONENKARTOFFELN

Für: 4 Personen
Schwierigkeitsgrad: normal
Dauer: 70 Minuten Gesamtzeit

Zutaten

8Stk grosse Kartoffeln
1 Prise Salz
1Prise Pfeffer
3Stk Zitronen

Zubereitung

Kartoffeln waschen und etwas einschneiden (Abstand 1cm).
Salzen und pfeffern.
Die Zitronen waschen und in der Mitte durchschneiden. Dann die Hälften auf die Schnittfläche stellen und in Scheiben schneiden.
Die halbkreisförmigen Zitronenschieben in die eingeschnittenen Kartoffeln stecken.
Die Kartoffeln in Alufolie wickeln und auf ein Backblech bei 220 °C ca. 1 Stunde garen. Dabei darauf achten, dass die Zitronenschnitze oben liegen.

GEMÜSESTICKS MIT ZAZIKI

Für 4 Portionen
Zubereitungszeit: 30 Minuten
Schwierigkeitsgrad: leicht

Zutaten:
Rohes Gemüse
beispielsweise Kohlrabi
Karotten, Gurken
Paprikaschoten

Für Zaziki:
½ Salatgurke
500 Gramm Sojajoghurt
2 Knoblauchzehen
1 Esslöffel frische Minze, gehackt
1 Esslöffel Essig
3 Esslöffel Olivenöl
Salz, Pfeffer

Zubereitung:
1. Das Gemüse in Streifen schneiden.
2. Zaziki zubereiten: Gurke schälen, halbieren, Kerne entfernen. Gurke fein reiben. Knoblauch pressen. Alle Zutaten vermischen, das Olivenöl nach und nach dazugeben.

MANGO-KURKUMA-SMOOTHIE

Ergibt 2 Portionen

Fertig in: 10min   Schwierigkeit: leicht

1 Mango
1 Banane
½ TL Kurkumapulver
10g Ingwer
250ml Mandelmilch
Minzblätter zum verzieren

LOS GEHT´S
1. Banane schälen und in Stücke schneiden.
2. Mango schälen und in grobe Würfel schneiden.
3. Alles bis auf das Kurkumapulver in einen Mixer geben und für 30 Sekunden gut vermengen.
4. Anschließend das Kurkumapulver hinzufügen und nochmals gut durchmischen.
5. Mit zwei Minzblättern dekorieren.
6. Servieren und genießen.

KARTOFFELCURRY

Eine leckere jamaikanische Speise ist dieses Kartoffelcurry, welches nicht nur einfach sondern auch schnell   zubereitet   ist.

Schwierigkeitsgrad: leicht
Portionen: 2
Zubereitungsdauer: 40 Minuten
Koch-/Backzeit: 40 Minuten

ZUTATEN

265 g Kichererbsen
300 g Erbsen und Möhren, tiefgekühlt
250 ml Kokosmilch
300 ml Gemüsebrühe
½ Teelöffel Cayennepfeffer
1 Teelöffel Ingwerpulver
1 Teelöffel Korianderpulver
1 Teelöffel Salz
1 Teelöffel Thymian
1 ½ Teelöffel Kreuzkümmelpulver
2 Teelöffel Kurkuma
2 Esslöffel Speisestärke
3 Tomaten
1 Zwiebel
4 Knoblauchzehen

5 Kartoffeln

ZUBEREITUNG

Zunächst den Knoblauch und die Zwiebel schälen, beides dann in feine Würfel schneiden und in einer Pfanne mit heißem Öl glasig braten.

Unterdessen die Kartoffeln mithilfe eines Sparschälers schälen, die Tomaten unter fließendem lauwarmen Wasser abspülen, ein wenig trocknen und beides dann ebenfalls in feine Würfel schneiden.

Die Kartoffel- und Tomatenwürfel zusammen mit den Gewürzen zu den glasig gebratenen Knoblauch- und Zwiebelwürfeln in die Pfanne geben und alles gut miteinander vermengen. Alles für 1 Minute weiterbraten lassen damit die Aromen sich vernünftig entfalten können.

Danach die restlichen Zutaten mit in die Pfanne geben und alles für etwa 30 Minuten bei mittlerer Hitze mit aufgesetztem Deckeln vor sich hin köcheln lassen.

Sollte die Konsistenz zu dünnflüssig sein, ein wenig Speisestärke in kaltem Wasser anrühren und dem Pfanneninhalt unterrühren. Abschließend noch einmal kurz aufkochen lassen damit die Konsistenz ordentlich andickt.

ROTER BEERENSMOOTHIE

Zubereitungszeit: 10 Minuten
2 Portionen

Zutaten:
50 g frische Himbeeren
50 g frische Heidelbeeren
100 g frische Erdbeeren
50 ml Granatapfelsaft
1 TL Ahornsirup
100 ml Wasser

Zubereitung:

Erdbeeren waschen, putzen und in einen Standmixer füllen. Him- und Heidelbeeren ebenfalls waschen und hinzufügen. Alles gut durchmixen.
Granatapfelsaft, Ahornsirup und Wasser hinzufügen und erneut gut durchmixen, bis die gewünschte Konsistenz erreicht ist.
In zwei Gläser füllen und servieren.

SPINATSPÄTZLE

Kalorien: 573,3 kcal | Eiweiß: 14,6 g | Fett: 17,7 g | Kohlenhydrate: 85,2 g

Zubereitungszeit: 30 Minuten

Zutaten für eine Portion:

Für die Spätzle

100 ml Wasser | 30 Gramm Blattspinat püriert | 100 Gramm Mehl | 2 EL Hartweizengrieß | 1/2 TL Salz | eine Prise Muskatnuss

Für die Sauce

1 Schalotte | eine Messerspitze Kurkuma | 1 TL Kokosöl | 1 EL Apfelessig | 100 ml Sojasahne | Salz | Pfeffer | 4 Kirschtomaten halbiert | 1 EL Basilikum gehackt

Zubereitung:

Für die Spätzle alle Zutaten zu einem dickflüssigen Teig verrühren. Ist er zu dünn, gib etwas mehr Mehl hinzu. Einen Topf mit Wasser zum Kochen bringen und die Spätzle hineinschaben. Sobald diese an der Oberfläche treiben, sind sie fertiggekocht und können abgeseiht werden. Für die Sauce die Schalotte hacken und mit dem Kurkuma im Kokosöl anrösten. Mit Apfelessig ablöschen und mit Sojasahne aufgießen. Salzen, pfeffern, die Kirschtomaten einrühren und die Spätzle unterheben. Anrichten und mit Basilikum bestreuen.

BEEREN SHAKE

Zubereitungszeit: **5 Minuten**

Portionen: **1**

Zutaten:
- 30 g Haferflocken
- 250 g Sojamilch
- 130 g TK Beerenmix
- 1 TL Reissirup
- 20 g Hanfsamen

Zubereitung:
Alle Zutaten in den Mixer geben und pürieren.

BROKKOLI-SALAT

Portionen: **4** – VORBEREITUNG: **15 MINUTEN** – ZUBEREITUNG: **0 MINUTEN**   Glutenfrei

Um den Rotkohl so fein wie möglich geschnitten zu bekommen, Vierteln Sie erst den Rotkohl. Anschließend entfernen Sie den harten Strunk und legen das Rotkohl-Viertel auf eine der beiden flachen Seiten. Benutzen Sie möglichst ein scharfes und großes Messer.

- 400 Gramm Brokkoli, zerlegt
- 3 Zwiebel, feingeschnitten
- 1 Knoblauchzehe, zerdrückt
- 1/3 Tasse Sonnenblumenkerne
- 1/3 Tasse Rosinen
- 1/4 Tasse Organgensaft
- 3 TL Olivenöl

106)   107)

1)   Brokkoli in Salzwasser 5 Minuten dünsten

2)   Anschließend Brokkoli, Zwiebel, Rosinen und Sonnenblumenkerne in einer Salatschüssel geben.

3)   In einer weiteren Schüssel Orangensaft, Knoblauchzehe und Olivenöl mit einem Schneebesen vermischen.

4)   Das Dressing über die Brokkoli-Mischung geben und miteinander vermengen.

108)

Pro Portion: Kalorien: 122; Fett: 11g; Kohlenhydrate: 12g; Ballaststoffe: 4g; Protein: 7g

TORTILLAS

Nährwerte: Kalorien: 242,1 kcal, Eiweiß: 9,5 Gramm, Fett: 8,7 Gramm, Kohlenhydrate: 29,9 Gramm

Für eine Portion benötigst du:
3 kleine Tortilla-Fladen
30 Gramm Kichererbsen aus der Dose
2 Knoblauchzehen
1 EL Tahini
2 Tomaten
2 EL Mais
2 Frühlingszwiebel
Salz und Pfeffer

So bereitest du dieses Gericht zu:
Die Kichererbsen mit dem Knoblauch und dem Tahini in den Mixer geben. Pürieren und mit Salz und Pfeffer abschmecken. Die Fladen damit bestreichen. Die Tomaten würfeln, die Frühlingszwiebel hacken, mit dem Mais vermengen und damit die Tortillas füllen.

KARTOFFELPUFFER MIT APFELMUS

Nährwerte:

- Kalorien: 292,7 kcal
- Eiweiß: 4,1 Gramm
- Fett: 5,6 Gramm
- Kohlenhydrate: 54,5 Gramm

Für eine Portion benötigst du:

- 60 Gramm gekochte und 60 Gramm rohe Kartoffeln
- 1 TL Maismehl
- 1 Messerspitze Vanillezucker
- etwas Öl zum Braten
- 1 Apfel
- 20 ml Apfelsaft
- 1 Messerspitze Lebkuchengewürz
- 1 TL Ahornsirup

So bereitest du dieses Gericht zu:

Die Kartoffel reiben und mit Maismehl und Vanillezucker vermengen. Kurz rasten lassen und zu einem schönen Puffer formen. In etwas Öl für 3 Minuten pro Seite goldgelb backen. Den Apfel klein schneiden und für 8 Minuten im Apfelsaft dünsten. Mit Lebkuchengewürz und Ahornsirup abschmecken, mit dem Stabmixer pürieren und zum Puffer anrichten.

BANANENBROT

Für: 2 Personen
Schwierigkeitsgrad: normal
Dauer: 45 Minuten Gesamtzeit

Zutaten

1Prise Zimt
1Tasse Mehl
1Tasse Vollkornmehl
1Pk Backpulver
1Tasse Sojamehl
50g getrocknete Marillen
100g getrocknete Pflaumen
2Stk Bananen (klein, reif)
4EL Rohrzucker

Zubereitung

Backofen auf 180 Grad vorheizen.
Pflaumen gemeinsam mit der Marille in sehr kleine Stückchen geschnitten. Anschließend kommt alles in eine Schüssel und wird mit heißem Wasser übergossen. 15 Minuten stehen lassen.
Eine Schüssel hernehmen und das Mehl, Zucker mit dem Backpulver vermischen. Dann die Obststücke dazu geben.
Zweite Schüssel hernehmen und die Banane mit der Sojamilch pürieren. Die Flüssigkeit wird nach und nach unter das Mehlgemisch gemengt und anschließend

wird der so entstandene Teig in eine mit Backpapier ausgekleidete Brotform gegeben.

Der Kuchen kommt in den Ofen und wird für 35 Minuten gebacken. 5 Minuten vor dem Rausnehmen wird die Oberfläche mit Sojamilch eingepinselt und gezuckert.

HIMBEER-SMOOTHIE

Für 1 Portion
Zubereitungszeit: 10 Minuten
Schwierigkeitsgrad: leicht

Zutaten:
100 Gramm Erdbeeren
150 Gramm Himbeeren
3 Kopfsalatblätter
150 Milliliter Wasser

Zubereitung:
Beeren waschen und entstielen. Salatblätter in Streifen
schneiden. Alle Zutaten im Mixer pürieren.

SEITAN-STEAKS

Steaks können durchaus auch vegan sein – den besten Beweis dafür tritt das Seitan-Steak in diesem Rezept an. Dazu kommt es in einer geschmackvoll aromatischen Tomaten-Fenchel-Sauce. Ein absolutes Muss!

Schwierigkeitsgrad: leicht
Portionen: 2
Zubereitungsdauer: 20 Minuten

ZUTATEN

2 Esslöffel Olivenöl
2 Dosen Tomaten, geschält und gehackt
6-8 Stiele Rosmarin
4 Scheiben Seitan-Braten (à 150 Gramm)
2 Fenchelknollen
4 Knoblauchzehen

Salz

Pfeffer

ZUBEREITUNG
Zunächst den Rosmarin unter fließendem lauwarmen Wasser abspülen und ein wenig abtrocknen.

Anschließend die Nadeln von den Stielen zupfen und diese grob zerhacken. Die Knoblauchzehen zuerst schälen und dann in feine Scheiben kleinschneiden.

In einer beschichteten Pfanne das Öl dann auf Temperatur bringen, sobald diese erreicht ist, die Seitan-Steaks in die Pfanne geben. Diese von beiden Seiten für einen kurzen Augenblick anbraten bevor die gehackten Rosmarinnadeln und die Knoblauchscheiben hinzugegeben werden. Den Pfanneninhalt salzen und pfeffern. Das Gericht nachfolgend für weitere 10 Minuten unter gelegentlichem Wenden der Steaks braten.

Derweil den Fenchel unter lauwarmen Wasser abwaschen und jeweils in dünne Streifen kleinschneiden. Die Fenchelstreifen zusammen mit den Tomaten in einen Topf geben und aufkochen, dann für etwa 5 Minuten vor sich hin köcheln lassen bevor die Sauce schlussendlich mit Salz und Pfeffer abgeschmeckt und zu den Steaks serviert wird.

VIETNAMESISCHE ROLLE

Kalorien: 523,4 kcal | Eiweiß: 2,8 g | Fett: 10,1 g | Kohlenhydrate: 101,9 g

Zubereitungszeit: 25 Minuten

Zutaten für eine Portion:

Für den Röllchenteig:

150 Gramm Reismehl | 60 ml heißes Wasser | 2 EL Kokosöl zum Braten

Für die Füllung:

1/4 Avocado gewürfelt | 30 Gramm Kohlrabi in dünne Streifen geschnitten | 30 Gramm Karotten in dünne Streifen geschnitten | 20 Gramm Rotkohl fein gehobelt | 1 EL Sojasauce | 1 TL Limettensaft | 1 Chili fein gehackt | 2 EL Koriander gehackt

Zubereitung:

Für den Teig das Reismehl mit dem Wasser schnell verrühren und im heißen Kokosöl dünne Palatschinken backen. Für die Fülle das Gemüse vermengen und mit Sojasauce, Limettensaft, Chili und Koriander abschmecken. Die dünnen Reispalatschinken damit befüllen.

ERDNUSS-CRACKER

Zubereitungszeit: **5 Minuten**

Portionen: **6**

Zutaten:
- 1 TL Backpulver
- 150 g Erdnussmus, crunchy
- 200 g Mehl
- 2 Bananen, püriert
- 125 g Alsan
- 100 g Zucker

Zubereitung:

Alsan, Zucker und Erdnussmus verrühren. Backpulver und Mehl vermischen und unterkneten.

Bananen schälen und pürieren. Anschließend unter den Teig mischen.

Nun den Teig auf einem Backpapier verteilen. Dabei den Teig ruhig etwas dicker lassen. Für 12 Minuten bei 180°C im Ofen backen lassen. Dann mit einem Messer in Vierecke schneiden und abkühlen lassen.

BOHNENSUPPE

Portionen: **4** – VORBEREITUNG: **10 MINUTEN** – ZUBEREITUNG: **20 MINUTEN**   Klassisch

Wie viel Wasser Sie am Ende dazugeben, entscheidet darüber wie hell oder dunkel die Suppe am Ende wird.

Kochen
- 1,5 Tassen eingeweichte grüne Linsen
- 1 Zwiebel
- ½ Tasse Gerstennudel
- 1 EL Tomatenmark
- 1 EL Paprikamark
- 2 EL Minze
- 2 TL Salz

1)   Zwiebel und Knoblauch fein hacken und zusammen mit dem Tomatenmark, Paprikamark, Bohnen und Salz für 15 Minuten im Topf kochen lassen.
2)   Anschließend durch den Mixer geben und heißes Wasser hinzufügen.

Pro Portion: Kalorien: 127; Fett: 2,5g; Kohlenhydrate: 9g; Ballaststoffe: 2g; Protein: 2,5g

SEITAN- SCHNITZERL

Nährwerte:

- Kalorien: 556,4 kcal
- Eiweiß: 76,9 Gramm
- Fett: 13,7 Gramm
- Kohlenhydrate: 27,7 Gramm

Für eine Portion benötigst du:

- 150 Gramm Seitan in Scheiben
- 1 EL Tomatenmark
- 1 TL Balsamico Essig
- Salz und Pfeffer
- 30 Gramm Kartoffelchips
- Öl zum Backen

So bereitest du dieses Gericht zu:

Tomatenmark, Essig, Salz und Pfeffer verrühren und die Seitanscheiben gut damit bestreichen. Die Chips zerbröseln und die Schnitzel darin panieren. In heißem Öl für 2 Minuten pro Seite braten und anrichten.

VEGGIE-BURGER

Für: 2-4 Personen
Schwierigkeitsgrad: normal
Dauer: 35 Minuten Gesamtzeit

Zutaten

3 EL Bratöl
80 g Zwiebel fein gehackt
1 Knoblauchzehe fein gehackt
70 g Champignons grob gehackt
50 g Sellerie grob gehackt
70 g grüne Paprika grob gehackt
1 Dose schwarze Bohnen abgetropft und abgespült
oder 240 gekochte Bohnen (getrocknete Bohnen über
Nacht in Wasser einweichen und anschließend 45
Minuten weich kochen), 400 g
1 EL Ketchup
1 EL Senf
1 TL Flüssigrauch
2 TL Sojasauce (oder vegane Worcestersauce)
3 TL Steak-Gewürzmischung
1 TL italienische Gewürzmischung
etwas Salz nach Belieben
120 g Paniermehl
60 g Walnüsse fein gehackt

Zubereitung

Zwiebel und Knoblauch schälen. Gemüse waschen.
Alles schneiden.

Öl in einer Pfanne erhitzen. Gemüse, Knoblauch und Zwiebel für 5 Minuten andünsten.

Mit Bohnen, Ketchup, Senf, Flüssigrauch, Sojasauce, Gewürzen und Salz im Mixer grob pürieren. Paniermehl und Walnüsse untermengen. Daraus zunächst golfballgroße Bällchen und dann flache Frikadellen formen.

2 EL Öl in einer großen Pfanne bei mittlerer bis starker Temperatur erhitzen. Die Frikadellen schubweise 2 Minuten pro Seite anbraten. Im Brötchen mit Gemüse und Dip servieren.

ENERGY-SMOOTHIE

Für 2 Portionen
Zubereitungszeit: 5 Minuten
Schwierigkeitsgrad: leicht

Zutaten:
300 Milliliter Wasser
70 Gramm grüner Salat
1 kleines Stück Kurkuma
1 kleines Stück Ingwer
1 Apfel
1 Banane
40 Gramm Mungobohnensprossen
25 Gramm Alfalfasprossen

Zubereitung:
1. Früchte etwas zerkleinern. Alle Zutaten im Mixer pürieren.

Kartoffelpfanne

Ein schnell zubereitetes, unkompliziertes Abendessen mit Kartoffeln, Paprika und Kräutern.

Schwierigkeitsgrad: leicht
Portionen: 2
Zubereitungsdauer: 15 Minuten
Koch-/Backzeit: 45 Minuten

ZUTATEN

1 Teelöffel Kräuter der Provence
1 Esslöffel Basilikum
1 Esslöffel Petersilie
4 Esslöffel Olivenöl
1 Messerspitze Cayennepfeffer
1 Zwiebel
2 Knoblauchzehen
2 Paprika, rot
4 Kartoffeln

Salz

Pfeffer

ZUBEREITUNG

Das Öl in eine große Pfanne oder alternativ einen Wok geben und auf mittlerer Temperatur erhitzen – dabei sollte das Öl den gesamten Pfannenboden bedecken.
Derweil die Zwiebeln schälen und dann fein würfeln. Die Zwiebelwürfel in das erhitzte Öl geben. Anschließend die Kartoffeln mithilfe eines Sparschälers schälen und in Würfel mit einer Größe von etwa 2 x 2 Zentimetern schneiden – auch diese in die Pfanne geben und zusammen mit den Zwiebeln anbraten bis diese glasig sind.
In der Zwischenzeit die Paprika unter fließendem lauwarmen Wasser abspülen, ein wenig trocknen, das

Kerngehäuse herausschneiden und die Paprika selbst in dünne Streifen schneiden – auch diese in die Pfanne geben und anbraten.

Die Knoblauchzehen schälen und mithilfe einer Knoblauchpresse in die Pfanne geben, gut mit den übrigen Zutaten vermengen und mit Cayennepfeffer, Kräutern der Provence, Salz und Pfeffer würzen.

Das Basilikum und die Petersilie abspülen, trocken schütteln und fein hacken – dann mit in die Pfanne geben, unterrühren und für etwa 45 Minuten auf niedriger Hitze unter gelegentlichem Umrühren braten.

GEBACKENE ANANAS

Kalorien: 198,5 kcal | Eiweiß: 4,6 g | Fett: 4,7 g | Kohlenhydrate: 33,1 g

Zubereitungszeit: 15 Minuten

Zutaten für eine Portion:

100 Gramm Ananas 2 cm Würfel | 2 EL Maismehl | 50 ml Sojamilch mit Vanillegeschmack | 4 EL Panko | Öl zum Frittieren

Zubereitung:

Die Ananas im Maismehl wälzen und durch die Sojamilch ziehen. Im Pankomehl panieren und im heißen Öl goldbraun frittieren.

EZOGELIN SUPPE

Portionen: 6 – VORBEREITUNG: **10 MINUTEN** – ZUBEREITUNG: **10 MINUTEN**

Falls Ihnen die Konsistenz noch nicht flüssig genug ist, können Sie es gerne durch den Mixer geben.

Kochen
- 6 Tassen Wasser
- ½ Tasse rote Linsen
- 1 TL Tomatenmark
- 1 TL Paprikamark
- 1 kleine Karotte, gerieben
- 1 kleine Kartoffel, gerieben
- ¼ Tasse Vollkornreis
- 1 mittelgroße Zwiebel
- Minze, Thymian

1) Wasser und Linsen in einen Topf geben.
2) Tomatenmark, Paprikamark, fein gehackte Zwiebeln, Karotten und Kartoffel dazugeben und 5 Minuten kochen.
3) Reis, Minze und Thymian dazugeben und weitere 5 Minuten köcheln lassen.

Pro Portion: Kalorien: 32; Fett: 0,2g; Kohlenhydrate: 4,7g; Ballaststoffe: 0g; Protein: 1g

SAFRANREIS MIT DATTELN

Nährwerte:

- Kalorien: 356,2 kcal
- Eiweiß: 10,4 Gramm
- Fett: 5,9 Gramm
- Kohlenhydrate: 63,2 Gramm

♟

Für eine Portion benötigst du:

- 1/2 rote Zwiebel
- 1/4 Möhre
- 1/2 Stange Staudensellerie
- 1 TL Öl
- 60 Gramm Basmati Reis
- 4 Datteln ohne Stein
- 120 ml Gemüsebrühe
- 2 Fäden Safran
- Salz und Pfeffer
- etwas Thymian gehackt

♨

So bereitest du dieses Gericht zu:

Zwiebel, Möhre und Staudensellerie fein würfeln und im Öl goldgelb anbraten. Den Basmati Reis dazu geben und ebenfalls anschwitzen. Die Datteln fein hacken und dazu geben und alles mit der Brühe aufgießen. Die

Safranfäden, Salz, Pfeffer und Thymian hinzufügen und alles bei mittlerer Hitze für 20 Minuten köcheln.

www.ingramcontent.com/pod-product-compliance
Lightning Source LLC
Chambersburg PA
CBHW060323030426
42336CB00011B/1175